해독 혁명

해독 혁명

질병 없는 몸을 위한 5단계 독소 해방

DETOX
REVOLUTION

닥터 라이블리(최지영)

웅진 지식하우스

아토피, 두드러기, 비염, 결막염, 방광염, 질염 등의 염증들과 매일 싸우던 저에게 한 줄기 빛처럼 다가온 라이블리 선생님의 십자화과 채소 스무디는 그야말로 혁명입니다! 새로운 삶은 스무디에서 시작됩니다!　　　　　　　h***O

갑상선암 수술 후 150일 동안 하루도 안 빠지고 라이블리 선생님의 십자화과 채소 스무디를 마시면서, 호르몬 때문에 안 빠지던 살이 10kg 이상 빠지고, 콜레스테롤 수치도 정상이 되었습니다. 무엇보다도 계획에 없던 아기를 임신하는 기적까지…. 라이블리 선생님과의 만남은 내 삶을 넘어서 우리 가족의 삶에 좋은 영향을 주었습니다. 가족을 위해 꾸준하게 스무디를 마시는 습관을 실천하면서 좋은 아빠가 되기 위해 노력하겠습니다. 감사합니다.　　　i***o

저는 난임 4년차였어요. 루비 스무디를 꾸준히 마시고 난자의 질이 올라가서 최상급 수정란이 나왔습니다. 난임인 분들, 꼭 라이블리 선생님의 스무디를 마셔보세요!　　　　　　　　　　　　　　　　　　　　　l***e

대학생 때 아버지를 일찍 보내고 난 후에 어머니 건강을 지켜드리고자 선생님의 인스타그램 피드, 블로그를 정독했습니다. 60년 동안 살아온 어머니의 습관을 다 바꿀 순 없지만 1년 반 정도 스무디를 갈아드렸더니 어머니의 고지혈증과 높은 간 수치가 놀랍게도 정상 수치로 돌아왔습니다. 정말 생명의 은인인 선생님, 항상 감사하고 또 감사합니다.　　　　　　　　　y***g

다리에 온통 한포진이 생겨 피와 진물이 줄줄 흐르고, 극심한 변비로 한 달에 두세 번은 관장을 해야 했던, 대학병원에 가도 딱히 해줄 게 없다는 소리만 듣던 4세 아기가 매일 십자화과 채소 스무디를 마시기 시작하고부터 피부는 뽀얘지고 늘 바나나 모양의 변을 봅니다. 저를 구원해주셔서 너무 감사드려요!

S***y

처음엔 건강을 위해 그런 스무디를 만들었어요. 하루, 한 달, 1년이 지나고 보니 가장 크게 변한 건 제 마인드였어요. 내가 나를 돌보며 스스로 돕고자 하는 마음과 내 몸에 조금 더 좋은 걸 선택하자는 의지가 생겼답니다. 많은 사람에게 이 레시피가 더 알려지면 좋겠어요.

s***y

꾸준히 스무디 생활을 실천하고 1년이 훌쩍 지난 지금, 혈압이 정상으로 돌아왔고 17kg이 빠졌으며, 염증 수치도 정상치가 되었어요! 신랑 또한 고지혈증 수치가 정상으로 접어들었고, 공복혈당도 정상이 되었어요! 선생님의 스무디가 우리 가족 건강 지킴이입니다.

c***7

라이블리 선생님을 만나고 중구난방이었던 건강에 대한 지식과 생각이 한길로 모였습니다! 무언가 하라고 강요하지 않고, 몸의 신비함과 매커니즘을 안내해 주신 분이에요!

y***4

생리통, PMS, 위염, 지루성두피염 등 염증에서 해방될 수 있게 도와주신 분! 고혈압, 당뇨, 고지혈증, 피부질환 등의 경계에 있던 남편에게 혈관 나이 27세라는 기적을 선물한 건강 나침반 닥터 라이블리!

h***g

라이블리 스무디로 유능한 엄마가 되었습니다. 아기가 중이염이 낫지 않아 항생제를 약 7개월이나 먹어야 해서 정말 스트레스를 받았는데, 십자화과 채소 스무디를 챙겨 먹으며 거짓말처럼 좋아졌고 이제는 감기에 걸려도 중이염에 걸리지 않습니다. 스무디 라이프 약 1년, 아기가 회복되었고, 엄마의 생리통이 완화되었으며, 남편의 간 수치가 좋아졌습니다. 어떤 영양제보다도 도움이 되었습니다. j***i

아이의 변비 때문에 라이블리 스무디를 먹기 시작했는데 딱딱한 토끼 응가에서 이제는 매일 황금 바나나 응가를 보게 되었어요. 식습관도 바뀌어 잔병치레도 없어졌답니다! 우리 아이의 장을 바꿔주셔서, 그로 인해 이 아이가 앞으로 살아갈 삶을 바꿔주셔서 선생님에게 진심으로 늘 감사한 마음입니다. s***j

각종 염증에 시달리는 현대인들에게 무조건 추천합니다! 구순염으로 6년을 고통받으며 살다가 스무디 라이프를 시작하고 스테로이드를 끊었습니다. 라이블리 스무디가 선물해준 건강한 삶, 모두 함께해요! r***j

30대인 우리 부부는 가족력으로 인해 20대 후반에 남편은 고혈압, 저는 고지혈증을 판정받았습니다. 아이들을 위해 건강하게 오래 살자고 다짐하며 라이블리 스무디를 먹기 시작한 지 1년! 예전보다 훨씬 낮은 혈압 수치를 직접 확인했습니다. 아, 가족력이 있어도 병이 나을 수 있다니! 놀라운 변화를 체험한 뒤 이제는 가족 모두 스무디를 마시고 있어요. 아이들에게 건강한 식습관을 물려주고 싶습니다. s***y

라이블리 스무디와 함께한 지 어느덧 7개월 차! 생리증후군과 통증들이 없어졌고, 목에 잔뜩 났던 여드름 같은 염증도 사라졌어요. 선생님의 라이블리 스무디는 제 인생을 건강의 길로 인도한 나침반이라고 표현하고 싶어요. m***n

장이 행복하니 마음이 건강해졌어요. 오랜 해외 생활로 식습관이 바뀌어 예민해진 장을 약보다 건강하고 튼튼하게 고쳐준 라이블리 스무디. 장내미생물이

안정되니 정신도 맑아지는 몸의 신비를 느꼈어요.   e***a

3년 넘게 지속되었던 원인을 알 수 없는 몸의 통증. 라이블리 선생님이 강조하
시는 염증 제거를 위해 밀가루, 설탕, 유제품을 많이 줄였고 십자화과 채소를
반찬이나 스무디로 매일 챙겨 먹었어요. 몸에 매연이 생기지 않도록 유난스럽
게 노력해서 통증이 줄어들고 강도도 약해졌어요. 또한 정말 감사하게도 자연
임신이 되어 4월에 출산했답니다(인공수정에 실패한 경험이 있어요). 임신 전, 임신
중, 출산 후 지금까지 1년 넘게 매일 스무디를 마시고 있어요. 앞으로는 저뿐
아니라 아기의 건강을 위해 노력하겠습니다. 감사합니다, 선생님.   y***8

라이블리 스무디는 만성 염증을 고치고 디톡스에 탁월해요. 나를 돌보면서 자
연스레 건강한 사고 회로로 전환되어 가공식품도 끊어냈습니다! 그 어떤 건강
정보보다 강력한 실천의 힘을 가질 수 있었습니다.   k***i

첫째가 아토피에 알러지까지 앓고 있어서 둘째 임신 준비 기간부터 선생님의
스무디를 매일 마셨어요! 기적처럼 둘째는 알러지도 하나 없고, 아토피도 없이
건강하게 태어났답니다. 우리 가족의 건강을 지켜주셔서 감사해요!   c***n

선생님의 스무디를 마신 지 1년 반째. 알레르기피부염이 사라지고 낮았던 백
혈구수치도 정상, 항산화·활성산소 검사에서 제일 높은 단계가 나오기까지 했
어요. 선생님 덕분에 제 몸을 사랑하는 새로운 방법을 알게 되었어요. 감사합
니다!   u***n

닥터 라이블리 덕분에 만성피로와 비염, 생리통, 과민성대장증후군에서 탈출
해 완전히 다시 태어났어요. 내 몸을 돌보고, 점검하며, 더 나은 방법을 찾아보
고, 실천하는 법을 제대로 배웠습니다.   j***n

해독으로 여는
건강 혁명의 시작

"평생 앓던 생리통이 사라졌어요"

"성인이 된 이후로 사라지지 않던 턱드름이 더 이상 안 나요."

"만성 변비가 사라졌어요."

"매일 휴지 한 통씩 쓸 만큼 비염이 심했는데, 비염 따윈 이제 제 인생에서 없어졌어요."

나는 이런 후기들을 매일 SNS 통해 받고 있는 의사다.

진료 후에 약을 줘서 치료한 것 아니냐고? 아니다.

모두 나와는 오프라인상에서 한 번도 만난 적이 없는 사람들이다.

어떻게 이런 변화들이 가능했는지 그 비결을 한마디로 말해달라고 묻는다면, 나는 이렇게 답할 것이다.

'해독 = 디톡스Detoxification'. 우리 몸을 다양한 독소로부터 해방시키는 방법이 있음을 깨닫는 것이라고 말이다.

이 책에서 말할 '해독'은 며칠 동안 오렌지 주스만 마시는 단편적인 방법이 아니다. 우리 몸속 5단계 독소 해방 솔루션을 이해하고, 이를 최적화하는 구체적인 방법들을 실천해나가는 것을 의미한다. 건강하게 살고 싶지만, 무엇부터 시작해야 할지 막막할 때, 이 독소 해방 솔루션은 당신의 '건강'을 일으켜 세우는 시작점이 되어줄 것이다. 이 방법을 실천한 하루하루가 쌓인다면 10년 후, 20년 후, 30년 후 당신의 내일은 혁명적인 변화를 맞게 될 것임을 확신한다.

이 소중한 지식들을 깨우치기까지, 나에게는 아주 큰 시련이 있었다.

1년 전, 파킨슨 병을 앓던 아빠가 돌아가셨다. 아주 고약한 병이었다. 이 병을 앓는 아빠 앞에서 내가 의사라는 사실은 아무 소용도 없었다.

"파킨슨은 서서히 악화되는 병입니다. 쓸 수 있는 약은 다 쓰고 있습니다."

아빠를 진료한 교수님들의 말에 좌절감만 들었다. 의학 공부를 하던 시절에도, 전공의가 되어 신경과 친구들의 자문을 구할 수 있었던 시절에도 나는 할 수 있는 게 없었다. 아빠의 병세는 점점 악화되었고, 이후에는 연하장애까지 겹쳐 입으로는 물도, 음식도 삼킬 수 없었다. 입안과 혀가 버쩍버쩍 말라 입안에 곰팡이가 생겼다. 물 한 모금 마시는 게 소원이었던 우리 아빠의 마지막은 차마 삶이라 말하기 어려운 시간들이었다. 그런 아빠를 지켜보는 내내 나는 정말이지 무력했다.

그러던 어느 날, 나의 몸에도 이상 신호가 보이기 시작했다. 원인을 알 수 없는 두드러기가 온몸에 나기 시작했던 것이다. 내가 4년을 넘게 공부한 피부과학에서는 두드러기 치료에 대해 이렇게 말한다.

'원인을 모르는 경우가 대부분이다. 항히스타민제를 먹어라.'

이유는 모르니, 약이나 먹으라는 그 말에 가슴에서 뭔가 울컥하고 솟구쳤다.

"서서히 악화되는 병이라, 할 수 있는 게 없다"라는 아빠가 들었던 그 말이 내 삶에서도 반복되고 있었다.

도저히 더는 그 무력한 판결을 그대로 받아들이고 있을 수만은 없었다. 그래서 나는 국내외 건강서 탐독은 물론 우리 몸에 대체 왜 이런 일이 일어나는 것인지, 정말 더 이상 할 수 있는 게 없는지 탐구하기 시작했다.

공부를 하면 할수록 새로운 세상이 보이기 시작했다. 새로운 지식의 세계에서 당뇨는 한번 생기면 돌이킬 수 없는 병이 아니라, 고칠 수 있는 병이었다. 불치병이라고 불리는 치매 또한 약에만 의존할 것이 아니었다. 초기 치매 상태라면 원래대로 돌아갈 수 있는 방법이 분명히 있었다.

세계 최고의 병원 중 한 곳인 클리블랜드 클리닉의 기능의학센터장이자 수십 권의 베스트셀러의 저자이며, 세계적인 기능의학의 대가인 마크 하이먼Mark Hyman 박사는 이렇게 말한다.

기능의학은 질병의 근본 원인을 찾아내고, 몸을 단순히 개별 장기의 집합으로 보는 것이 아니라 하나의 연결된 시스템으로 이해한다.

당신이 먹는 것이 말 그대로 당신의 몸과 마음의 기능 대부분을 조절한다.

마크 하이먼 박사는 몸의 시스템이 모두 연결되어 있다는 것, 그리고 우리가 먹는 음식, 생활습관이 건강에 지대한 영향을 준다는 것을 항상 강조한다.

새로운 지식들을 탐구하면서 가장 가슴 아팠던 순간이 있다. 아빠의 병인 파킨슨도 신경계 질환인 줄로만 알았지만, 실제로는 '장'과의 연관성이 높을 수 있다는 것, 그리고 세포가 제대로 '해독' 과정을 해내지 못하면서 생긴 손상이 아빠의 신경세포를 죽이고 있었다는 사실을 알게 된 것이다. 10년 전에 이걸 알았다면, 우리 아빠의 마지막은 훨씬 덜 고통스러웠을 텐데…. 아빠에게 내가 도움이 되기에는 이미 너무 늦어버렸다.

그렇게 새로 접한 기능의학에서 몸의 연결에 대해 이해하게 되자 세상이 다르게 보이기 시작했다.

먼저, 내가 열심히 공부한 현대 의학은 어쩔 수 없이 '과'별로 운영되기 때문에 몸의 연결에 대해 집중할 수가 없다는 사실이 바로 눈에 들어왔다. 그리고 당면한 증상들을 치료하느라, 몸의 내부에서 일어나고 있는 더 근본적인 문제에는 관심을 가질 여력이 없었다. 게다가 환자 스스로 건강을 챙기기에는 세상에 즐비한 건강에 대한 지식은 너무나 파편적이었다.

영양제를 먹으라더라, 영양제 먹으면 간이 안 좋아진다더라.
채소가 좋다더라, 채소는 독이라더라.
지방이 나쁘다더라, 탄수화물이 정말 나쁜 거라더라 등등.

원리에 대한 설명 없이 단편적으로 쏟아지는 정보의 홍수 속에서 사람들에게 쌓이는 건 피로감뿐이었다. 그러다 보니 그냥 건강에 신경 쓰지 않고 적당히 행복하게 살자며 귀를 닫는 사람들이 늘어난 것도 사실이다. 하지만 몸의 시스템이 연결되어 있음을 깨달으면, 접근부터 달라질 수밖에 없다.

이 책을 쓰기까지 정말 다양한 시도들을 해보았다. 환자들에게 몸의 연결을 설명하기 위해 1시간이 넘도록 길게 상담하며 진료해보기도 했다. 또 진료, 검사, 영양제 없이 생활습관 교정만으로도 사람들의 건강이 나아질 수 있는지 확인하기 위해 한 달간 건강 프로그램을 운영해보기도 했다. 그리고 4년간 매일 빠짐없이 '디톡스'에 핵심을 둔 스무디를 만들어 함께 마시는 방법을 공유해보기도 했다.

이런 여러 가지 시도 끝에 깨달은 것은 '디톡스'라는 하나의 축만 잘 세워도 사람의 몸은 그 축을 기준으로 균형을 잡아간다는 사실이다. 붕 뜬 정보로만 존재했던 건강 지식이 구심점을 잘 세우는 것만으로도 '삶을 바꾸는 지식'으로 변모할 수 있다는 걸 알게 된 것이다.

건강 지식은 직접 삶에 적용할 수 있을 때 비로소 가치가 있다고 생각한다. 몸의 심오한 연결에 대해 구구절절 설명할 수 있겠지만, 그 복잡한 지식들을 늘어놓는 것보다 훨씬 중요한 것은 그 지식들을 삶에 연결시킬 수 있는 '연결 고리'를 만드는 일이다.

저명한 의사 선생님들은 많지만 진료도, 약도, 영양제도 없이 그저 생활습관을 공유함으로써 삶을 함께 바꾼 의사는 많지 않다. 내가 4년이 넘는 시간 동안 많은 분의 삶을 바꿀 수 있었던 것은 이 연결 고리의 강력한 힘 때문이다. 이 연결 고리의 이름이 바로 '디톡스'이다.

'해독', '디톡스'를 외치는 사람들은 많지만, 디톡스가 이루어지는 몸의 원리를 설명하기보다는 ABC 주스, 할리우드 주스 등 며칠 동안 과일 주스만 먹으면 살이 빠지고 몸의 독소가 빠진다는 이른바 '카더라' 정보와 '다이어트 성공 사례' 중심의 판촉 프로그램이 대부분이었다. 하지만 이 책에서 말하는 '몸의 연결'을 깨달으면 디톡스라는 개념 뒤에 우리 몸의 여러 시스템을 망라하는 원리가 숨겨져 있음을 알게 될 것이다.

이 책에서 얻을 수 있는 것들은 다음과 같다.

· 내 몸의 디톡스 시스템에 대한 새로운 이해
· 다양한 독소가 우리 몸에 미치는 영향에 대한 이해
· 디톡스 시스템을 최적화하는 5단계 독소 해방 솔루션
· 일상에서 독소 해방을 실천하기 위한 구체적인 가이드라인
· 디톡스를 통해 '혁명적으로' 삶이 변화한 사례들

우리 몸은 '세포들의 집합'이다. 이 책에서 제시하는 5단계 독소 해방 솔루션의 궁극적인 목표는 우리 몸의 세포들이 각종 독소들을 적절히 해독할 수 있는 최적화된 환경 속에서 온전히 기능하

며 살아가도록 하는 것이다. 결국 '노화'란 세포들의 기능이 떨어져 몸의 기능이 저하되는 것이고, '병'이란 세포들의 특정 기능들이 과하게 작용하거나 부족해지며 생기는 각종 문제들의 집합이기 때문이다.

또한 '건강한 세포'들을 지키기 위해 고도로 분업화된 우리 몸의 디톡스 시스템이 어떻게 상호작용하고 있는지를 파악하고, '위, 장과 장내세균, 간, 담즙, 세포 디톡스'의 5단계에 걸친 가장 중요한 연결 고리들의 문제점과 해결 방법을 제시할 것이다.

이 단계들을 통해 온전한 '디톡스 시스템'을 갖추게 된다면, 우리가 여태 '노화'의 일부로 당연히 받아들였던 세포들의 기능 저하에서 벗어날 수 있을 것이다. 부디 이 책을 통해 독소에서 해방된 삶이 선사할 혁명적인 내일이 당신의 것이 될 수 있길 기대한다.

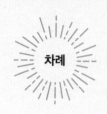

차례

2장 | 당신이 아픈 건 몸속 독소 때문이다

3장 | 우리 몸에서 일어나는 독소 배출의 여정

4장 | 내 몸을 되살리는 5단계 독소 해방 솔루션

5장 | 일상에서 시작하는 해독 혁명

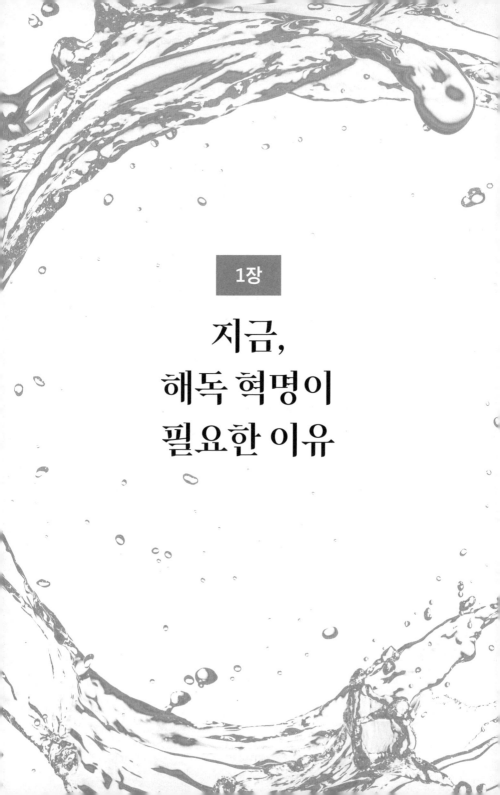

1장

지금,
해독 혁명이
필요한 이유

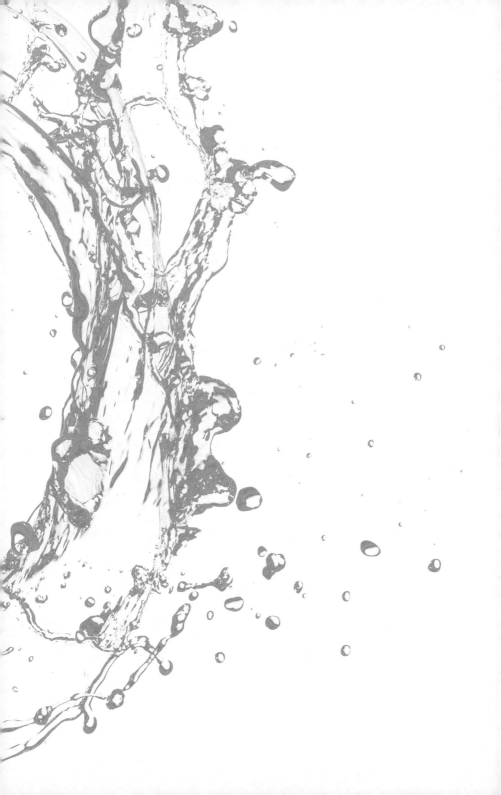

당신이 야식으로
치킨을 먹는 사이,
부자들은 젊어지고 있다

'방탄 커피'를 들어본 적 있는가? 몇 년 전부터 '저탄고지'라는 식사법과 함께 지방을 에너지원으로 사용하면서 공복 시간에 먹을 수 있는 커피로 선풍적인 인기를 끌었다. 이 커피의 창시자가 누구인지 아는가? 그는 식품업계 사람도, 영양학자도 아니었다. 미국 실리콘밸리의 IT 업계에서 성공한 기업가이자 신흥 부자였다. 이 신흥 부자는 예전보다 살찌고, 멍청하고, 머릿속이 멍해진 스스로를 구원하기 위해 몸의 최적화 작업에 돌입했고, 그 속에서 '음식'이 정말 강력한 인자라는 걸 알게 되었다. 그 과정을 기록한 것이 『최강의 식사 The Bulletproof Diet』(앵글북스, 2017)라는 책이다. 그는 자신이 발견한 몸의 최적화 방법을 공유하기 위한 일환으로 방탄 커피를 비롯한 여러 식사법을 소개했다. 그중 널리 알려진 식사법이 바로 저탄고지이다.

최근에는 한 IT 업계의 억만장자가 1년에 25억을 몸의 최적화에 투자하며 생체 나이를 역주행하고 있다는 실험 결과로 화제가 되기도 했다. 이처럼 실리콘밸리에서는 몸의 신호들을 파악해 건강을 최적화하는 '바이오 해킹'이 신흥 부자들의 건강관리법으로 자리매김하고 있다.

반면 우리의 현실은 어떠한가. '건강을 챙길 시간이 없어요' '그냥 적당히 행복하게 살다 죽을래요'라고 말하면서 고단한 하루의 끝에 치맥을 즐기고 넷플릭스를 시청하다 잠이 든다.

'빈부 격차', '양극화'라는 말은 21세기 급격한 변혁의 시대에 가장 많이 듣는 단어 중 하나가 되었다. 하지만 내가 새로운 의학을 접하면 접할수록 가장 무서웠던 건, 이 빈부격차가 우리에게 동등하게 주어진 '건강'이라는 자원에서조차 격차를 일으키고 있다는 사실이었다.

한쪽에서는 당뇨에 걸리면 계속 약을 먹다가, 약 하나로 조절이 안 되면 약 2개를 먹고, 그래도 안 되면 약을 더 늘리다가 결국 시력을 잃거나 신장이 망가져 투석을 한다. 투석을 하면 1주일에 3일, 하루 4시간씩 투석실에서 보내며 살게 된다. 하지만 다른 한쪽에서는 당뇨라는 진단을 받으면 여러 가지 식습관 및 생활습관 교정을 통해 당뇨의 진행을 막고, 당뇨가 없던 상태로 되돌아가기도 한다.

치매의 경우는 더 차이가 크다. 치매 진단을 받으면, 환자도 보호자도 무너진 마음만 움켜잡고 약에 의존하는 경우가 대다수다. 하지만 실제로 초기 치매의 경우, 식습관과 생활습관을 개선하면 기억력과 인지력을 회복할 수 있는 경우가 많다.

기존의 의학 패러다임을 벗어나는 새로운 지식에 접근이 가능한지 아닌지, 그리고 그 지식을 토대로 삶을 변화시킬 의지가 있는지 없는지가 새로운 '건강'의 격차를 만들어내고 있는 것이다. 이런 상황에서도 '어쩌겠어. 그냥 적당히 살다 죽는 거지'라는 생각이 드는 사람들을 위해 다시 내 이야기를 잠깐 들려주려 한다.

나는 작년에 결혼을 했다. 아빠가 입버릇처럼 했던 말이 있다. "나중에 아빠랑 '딴따따딴' 하면서 결혼식장에 들어가자."

하지만 아빠의 병은 나의 삶에서 아빠를 빼앗아갔다. 아빠는 중환자실에서 의식도 없는 채로 예비사위를 처음 만났다. "우리 딸 잘 부탁한다"라는 말 대신 공허한 눈동자와 2년 동안 움직이지 못해 앙상해진 다리가 삶의 마지막을 지탱하고 있을 뿐이었다. 잘 키운 예쁜 딸이 결혼하는 모습을 그렇게도 보고 싶어했던 아빠는 내 결혼식을 6개월 앞두고 돌아가셨다. 나는 아빠의 손을 잡고 입장하는 대신, 결혼식장에 혼자 입장해야 했다. 엄마의 옆자리는 빈 의자가 아빠를 대신했다.

아빠가 딸의 결혼식을 앞두고도 '그냥 적당히 살다 죽는 거지'라는 말을 할 수 있었을까. 아빠가 이 책에 담긴 지식을 10년 전에 알았더라면, 하루도 어기지 않고 여기 담긴 식습관과 생활습관을 지키고 건강한 모습으로 내 결혼식에 왔을 것이다. 하지만 아빠는 몰랐고, 딸의 결혼식을 6개월 앞두고 돌아가셨다.

건강 격차는 이처럼 삶을 빼앗는다. 당신 딸의 결혼식에서 엄마 혹은 아빠를 빼앗고, 당신의 배우자에게서 당신을 빼앗을지도 모른다. 빈부 격차가 빼앗는 것이 '기회'라면 건강 격차는 '삶'을 빼앗는다.

그래도 정말 다행인 사실은 건강 때문에 삶에서 가장 소중한 무언가를 빼앗기지 않기 위해 억만장자가 될 필요는 없다는 것이다. 이 거대한 건강 격차를 뛰어넘을 정말 효과적인 방법이 존재한다. 그것이 바로 '인지'다. 이것은 부자라고 다 가진 것도, 가난하다고 없는 것도 아니다. '건강검진에서 괜찮다고 했다고 다 괜찮은 게 아닐 수 있다'라는 인지, '먹는 게 우리의 삶을 지배할 수 있다'라는 인지, '건강하지 못하면, 내 삶에서 가장 소중한 것들을 빼앗길 수 있다'라는 인지야말로 건강 격차를 뛰어넘을 유일한 출발점이다.

내가 기능의학이라는 새로운 의학을 접할 때 그랬고, 나를 찾은 환자들이 그랬던 것처럼 말이다.

나는 감히 확신한다. 이 책에 담긴 지식이 스스로의 건강을 돌보고, 사랑하는 사람을 잃는 상실의 공포로부터 당신을 지키는 데 도움이 될 것이라고. 또한 사랑하는 사람들에게 짐이 되지 않고, 그들 곁에서 온전히 함께할 수 있게 돕는 '축복 같은 지식'이 될 것이라고 말이다.

건강한 삶으로 이끄는
해답을 찾다

건강에 관한 이야기를 하다 보면 한 가지 분명한 사실을 깨닫는다. '건강한 몸을 원하지 않는 사람은 없다'는 것이다. 다만 건강하길 바라는 마음을 압도하는 여러 가지 요인이 있을 뿐이다. 가족들을 챙기다 보면 나를 챙길 여유가 없고, 세상엔 맛있는 게 너무 많으며, 직장, 친구, 가족 문제로 온갖 스트레스에 시달리는 것이 우리의 일상이다. 이러면 안 되겠다 싶어 내 몸 좀 챙기려고 하면 다시 난관이 찾아온다.

혈당부터 챙겨야 한다.
채소과일식을 해야 한다.

탄수화물 섭취를 줄여야 한다.

몸에 좋다는 건강 정보는 넘쳐나고, 어떤 말이 맞는지, 어디서부터 시작해야 할지 도무지 갈피를 잡을 수가 없다.

사실 나도 똑같은 기분을 느꼈다. 의사 공부를 마친 상태였음에도, 새로운 의학 분야를 접하고 '건강'에 관한 공부를 시작했을 때 마주한 건 새로움과 놀라움이기도 했지만, '혼란스러움'이기도 했다.

이 과정에서 왜 아직 잘 알려지지 않았을까, 안타까운 마음이 들 정도로 놀라운 지식을 만나기도 했다. 이를테면 알츠하이머병의 경우, 환자 수가 점점 많아지고 사회적 부담도 커지면서 전 세계 제약회사가 신약을 개발하고 있다. 이런 신약의 경우, 수천만 원에 달하는 약값에도 불구하고 '구할 수만 있게 해달라'며 간절히 기다리는 환자들이 줄을 서 있다. 그런가 하면 지구의 다른 한쪽에서는 알츠하이머병을 예방할 수 있을 뿐 아니라, 이 병으로 인한 인지기능 저하를 어느 정도 회복시킬 수 있는 '어렵지도, 비싸지도 않은 방법'에 관한 치료와 연구들이 진행되고 있다(더 상세한 내용이 궁금하다면 『알츠하이머의 종말The End of Alzheimer's』(토네이도, 2018)이라는 책을 꼭 읽어보길 바란다).

그런가 하면 공부를 할수록 혼란이 가중될 때도 있었다. 한창 '저탄고지'와 '키토식단'이 유행할 때는 탄수화물을 적게 먹는 게 건강에서 가장 중요한 부분이라고 생각하는 사람도 많았다. 그리고 식물의 '렉틴lectin●'의 위험성을 알린 『플랜트 패러독스The Plant Paradox』(쌤앤파커스, 2018)라는 책이 출간된 이후 토마토, 가지, 콩 같은 이른바 '건강한 식품'에 대한 의구심이 생겨날 때도 있었다.

또한 한눈에 봐도 위협적이고 공포를 자극하는 이른바 '카더라' 정보가 유튜브에서 유행처럼 번져나가는 것도 여러 번 목격했다. 전체적인 '숲'을 보지 못하던 시절, 나조차도 쏟아지는 정보에 휘둘리고 이 식단 저 식단을 시도하며 온갖 시행착오를 거쳤다.

그러면서 깨달았다. 인체의 전체적인 기능에 대한 이해와 개인별 다양성에 대한 충분한 고려가 없이는 제대로 숲을 볼 수 없다는 것을 말이다. 그래서 나는 우리 몸의 기능, 그 기능 간의 연결에 대해 연구하는 새로운 의학 분야를 다시 공부하기로 했다. 우리나라에서 들을 수 있는 학회, 세미나, 강의는 가리지 않고 찾아다녔고, 미국의 가장 큰 학회에서 주관하는 2년 프로그램을 이수하고 시험에 합격하여 한국에서 몇 명 없는 기능의학인증의IFM certified practitioner 자격을 따냈다. 하지만 이것은 뼈대를 세운 것에 불과했

● 당이 결합된 단백질의 일종. 다양한 생물체에 존재하나, 일부 식물에서 발견되는 렉틴은 장이나 관절에서 염증을 일으키고, 자가면역질환, 과민성대장증후군, 만성피로, 두통 등의 다양한 증상을 유발하는 원인 중 하나로 거론된 바 있다.

다. 실제로 환자들의 증상을 개선할 수 있는 치료 방법을 만들고, 많은 사람의 삶에 도움이 되는 현실적인 방법을 고안해야 했다. 즉 '살'을 붙이는 과정이 필요했다. 매일 진료실에서, SNS상에서 많은 분들이 주는 피드백을 복기하고, 이걸 바탕으로 수정하고, 다시 참고문헌을 조사하고 최신 연구 자료를 업데이트하는 과정이 이어졌다.

이 과정에서 절감했다. 평생을 화학, 생물, 의학을 공부하고, 환자를 진료하며 건강에 대해 연구한 나조차도 '건강한 삶'을 위한 올바른 방법을 찾기란 쉽지 않다는 것을. 그렇다면 전문가가 아닌 환자나 일반인들에게는 얼마나 더 어려운 일일까. 쏟아지는 콘텐츠 사이에서 적확한 정보를 가려낸다는 것이 과연 가능한 것일까.

보통 사람들이 매일 쏟아지는 콘텐츠의 홍수에 휘말리지 않도록 올바른 길을 안내하고 싶었다. 나를 믿고 함께 치료한 후 몸이 회복되어 일상으로 복귀하는 환자들의 모습에 큰 기쁨을 느끼며, 더 많은 사람이 건강하게 살아가도록 돕고 싶었다.

수많은 방법 중 '시작점'을 찾는 것이 가장 어려웠지만 기준은 명확했다.

① 누구에게나 도움이 되는 필수적인 요소를 포함할 것
② 이것을 바로잡는 것만으로도 변화가 체감될 만큼 핵심적인 부분

일 것

정말 많은 고민 끝에 해답을 찾았다. 바로 디톡스였다. 우리 몸의 '디톡스 시스템'을 바로 세우는 것이다.

물론 디톡스 시스템이 온전하다고 모든 병이 사라지는 것은 절대 아니다. 하지만 환자들을 지켜보는 시간이 길어질수록 확신하게 되었다. 디톡스가 되지 않는 사람은 결코 건강할 수 없다는 사실이다. 돌이 박힌 바퀴가 돌을 빼지 않고는 굴러갈 수 없는 것과 같다. 디톡스는 건강한 삶을 위한 '필수 선결 조건'이다.

나는 디톡스를 '몸에 하는 양치질'이라고 표현한다. 양치질은 특별한 상황에서, 특별한 누군가만 하는 것이 아니다. 모두의 일상에 녹아 있는 습관이다. 디톡스 또한 양치질처럼 우리 모두의 일상적인 습관이 될 때 진정한 의미를 찾을 수 있다.

건강한 몸은 우리 인생에 수많은 가능성을 가져다준다. 자신의 삶을 건강하게 지키고 싶었던 사람들에게 내가 찾은 해답이 어떤 변화를 일으켰는지 함께 살펴보자.

내 몸에 하는 양치질,
디톡스

'디톡스'라는 단어를 들으면, 어떤 이미지가 떠오르는가?

'몸을 깨끗하게 한다는 건가?' 하고 막연한 느낌이 들지도 모르겠다. 다이어트 프로그램에서 들어보았을 수도 있고, '3일간의 클렌즈'처럼 주스만 마시면 몸의 독소를 빼낼 수 있다는 광고 속 이미지가 떠올랐을 수도 있다.

이 책에서 말하는 디톡스는 우리 몸이 외부·내부 독소를 해독하여 배출하는 인체의 전반적인 과정을 종합하여 일컫는다. 아직 감이 잘 오지 않는다고? 괜찮다. 앞으로 차차 설명해나갈 것이다. 먼저 디톡스가 왜 필요한지, 디톡스가 안 될 경우 우리 몸에 어떤 변화가 일어나는지 이야기해보려 한다.

40대 중반의 여성 지혜 씨는 오랜 기간 지속된 변비와 여드름으로 내원했다. 1주일에 한두 번 겨우 배변을 할 정도로 심한 변비가 있는 데다, 예민한 성격 때문에 집 밖에서는 아예 볼일을 보지 못했다. 직장 일도 힘들고, 가사일도 많아 늘상 짜증이 났다. 게다가 얼굴에는 아주 심한 화농성여드름이 10년째 지속되면서 스트레스가 심해, 성격도 더 예민해지고 변비도 악화되는 악순환을 겪고 있었다.

보통 이런 환자들을 어떻게 치료할까? 아마 증상에 따라 여러 병원에 가게 될 가능성이 높다. 변비가 있으니 내과에 가서 변비약을 먹고, 여드름이 심하니 피부과에 가서 여드름약을 먹고, 불안정한 기분이 지속되면 정신과약까지 먹게 된다. 과연 이 세 가지 약을 먹으면 지혜 씨는 치료되는 걸까? 사실 이전까지는 이런 치료 방식이 당연한 줄 알았다. 실제로 이 환자도 병원을 여러 군데 다녔지만 별다른 호전이 없었다.

하지만 '디톡스의 관점'을 이해하고 지혜 씨의 몸을 다시 살펴보면 상황은 전혀 달라진다. 일단 변비 때문에 우리 몸의 가장 중요한 배출 통로가 막혀 있다. 디톡스를 하려고 해도 할 수 없는 상태다. 이렇게 디톡스가 안 되는 몸에는 각종 노폐물과 독소가 쌓이기 시작하고, 이 독소는 염증을 일으킨다. 이 환자의 경우 염증이 피부를 통해 여드름으로 표출되고 있었다. 그뿐 아니라 '장'과 '체내 염증'은 기분과도 아주 밀접한 연관성이 있다. 지혜 씨의 증상을 연결시켜 보면, 결국 몸의 디톡스 시스템이 원활하게 작동하지 않아 생긴 문제들의 집합일 가능성이 높다는 걸 알 수 있었다.

이런 판단하에 지혜 씨의 디톡스 시스템이 원활해지도록, 몇 가지 교정을 진행했다. 우선 변비를 개선하기 위해서는 위와 장을 함께 개선하는 것이 중요한데, 지혜 씨도 위산 부족을 해결하고 몸에서 염증을 일으키는 음식들을 줄여 장의 염증을 줄여나갔다. 이후 변비가 사라졌고, 변비 개선과 함께 기분 개선이 함께 따라왔다. 이전보다 훨씬 덜 예민하고, 스트레스도 덜 받는다고 했다.

마지막까지 지속되었던 증상이 여드름이었는데 진료를 하다가 환자의 치아에 '아말감'이 있다는 사실을 알게 되었다. 아말감은 과거에는 치아 충진 치료에 사용했던 수은으로 만든 재료인데, 치아에 존재하면 미량의 수은을 지속적으로 방출하는 원인이 될 수 있다. 이후 아말감을 제거하고 수은을 해독한 결과 지혜 씨는 10년 만에 처음으로 여드름에서 해방되었다.

진료실에서 이런 환자를 만날 때마다, 그리고 디톡스 시스템을 교정해줌으로써 한 사람의 인생이 달라지는 것을 볼 때마다 항상 큰 뿌듯함을 느낀다.

이런 변화는 지혜 씨에게만 해당하는 이야기가 아니다. 내가 진료실에서 보는 환자들만의 이야기도 아니다. 나는 지난 4년간 소셜미디어에서 우리 몸에 내재되어 있는 디톡스 시스템을 원활하게 하는 방법을 공유해왔다. 이 방법을 실천하는 분들이 보내주시는 후기 또한 같은 변화를 이야기하고 있다.

기존 의학 체계에서 부딪힌 한계에 좌절하며 새로운 의학 분야를 공부하기 시작했을 때 내게 가장 부족했던 건 시간과 에너지였다. 그래서 진료시간을 줄였다. 대신 이 지식이 의미 있게 쓰였으면 좋겠다는 바람으로 소셜미디어를 통해 새롭게 알게 된 지식을 풀어냈다.

진료실 밖 수많은 사람과 소통할수록 검사와 진료에 얽매여야 하는 현재의 의료 시스템에 더욱 한계를 느꼈다. 병원에서 검사하고 진료를 보지 않아도, 사람들을 건강하게 할 수 있는 방법은 없을까 끊임없이 고민했다.

환자들에게 이토록 큰 변화를 가져다주는 디톡스를 더 많은 사람들과 공유할 수 있길 바랐다. 수많은 방법을 시도해보았고, 그중 가장 유효했던 전략이 바로 '십자화과 채소cruciferous vegetables'를 이용한 방법이었다.

이 해답을 찾는 첫걸음은 '건강한 식단'의 뼈대에 관한 탐색에서 시작되었다. 요즘은 너무나도 다양한 식단이 '최고의 건강 식단'임을 자처하며 소비자를 흔들어놓는다. 하지만 AI와 데이터 사이언스의 발전은 다양한 식단에 대한 총체적인 분석을 가능하게 만들었다. 대표적인 예가 미국의 시사주간지《유에스뉴스앤드월드리포트U.S. News & World Report》의 '유에스뉴스 식단 순위U.S. NEWS diet ranking'이다.

총 30개의 식단에 대해 전문가의 의견, 참고문헌을 총체적으로 조사하여 '건강한 식단'의 순위를 매긴 이 리스트의 식단들을 살펴보면 하나의 흐름을 명확하게 확인할 수 있다. '가공식품'이 아닌 '자연식품'을 섭취할 것. 그중에서도 '채소'는 높은 순위를 기록한 대부분의 식단에서 강조된다.

채소가 좋은 음식이라는 것은 알고 있다. 하지만 무작정 "채소 많이 드세요"라는 불분명한 지침으로는 어떤 변화도 생기지 않는다. 나 또한 이미 채소는 많이 먹고 있는 것 같은데 그렇다고 뭔가 뚜렷하게 달라지는 점도 모르겠고, 무슨 채소를 얼마나 먹어야 할지 알 수 없었다. 그래서 다시 고민했다. 채소 중에도 특별하게 중요한 채소가 있지는 않을까? 다양한 연구 결과들과 이 분야 대가들의 경험 속에서 그 실마리를 찾을 수 있었다.

특히 최근에 진행된 생체 나이를 되돌리는 식단에 관한 연구가 아주 중요한 실마리 중 하나가 되어주었다. 특별히 앓고 있는 질병이 없는 중장년 남성을 대상으로, 참가자들의 절반은 연구자가 정해준 식단을 따랐고, 절반은 평소 식단을 그대로 유지해서 8주 후에 생체 나이에 변화가 있는지를 확인했다. 실제로 연구 식단을 따른 참가자들은 8주 만에 생체 나이를 약 3세 정도 되돌리는 놀라운 결과를 보였는데, 여기서 연구자들이 제시한 식단 또한 채소를 강조한다.[1] 하지만 이 식단에서 채소와 별개로, 아예 카테고리를 따로 만들어 강조하는 음식이 있다. 바로 내가 '울트라 그린'이라고 부르는 십자화과 채소였다.

십자화과 채소는 4장의 잎이 십자 모양을 이루는 식물을 총칭하는데 배추, 브로콜리, 청경채, 콜리플라워 등이 포함된다. 또한 십자화과 채소는 이 연구뿐 아니라 기능의학의 대가인 마크 하이먼 박사가 꼽은 '건강과 장수를 위한 최고의 다섯 가지 음식'에도 꾸준히 언급된 식재료이기도 하다.

대체 십자화과 채소는 무엇이 특별해서 건강 분야의 대가들이 이렇게 중요하게 다루는 걸까? 비밀은 십자화과 채소의 특별한 성분 때문이다.

식물에는 우리 몸에 들어와 특별한 활성을 띠는 성분이 있다. 우리는 이를 '파이토케미컬phytochemical'이라고 부르는데, 채소마다 각각 특별한 파이토케미컬이 있다. 특히 십자화과 채소는 암 예방, 염증 완화, 항산화 작용에 모두 관여하는 '설포라판Sulforaphane'을 포함한 특별한 파이토케미컬들을 가지고 있다.

여기에 더해 이 책에서 강조하고 싶은 또 한 가지 특별한 능력이 있다. 바로 우리 몸에서 독소 배출을 돕는 글루타치온의 생성을 촉진한다는 것이다. 이 덕분에 십자화과 채소는 우리 몸의 디톡스를 도울 수 있다.

그제야 건강의 시작인 디톡스를 더 많은 사람들과 함께할 뾰족한 방법을 찾았다는 생각이 들었다. 이후 십자화과 채소에 든 파이토케미컬을 효과적으로 섭취하기 위해 어떻게 조리하는 게 좋은지, 어떻게 해야 이 채소들을 매일 먹을 수 있을지 연구하기 시작했다.

이 과정에서 십자화과 채소를 매일 먹기 시작한 후 실제로 내 몸에서 일어난 변화들은 정말 놀라웠다. 고질적인 두드러기가 줄어들기 시작했고, 남편의 여드름과 비염이 사라졌다. 피부가 맑아지기 시작했고 단맛에 대한 갈망이 줄어들었다. 이 모든 변화가 너무 신기해 십자화과 채소의 중요성을 강조하며 이 채소들을 매일 먹을 수 있는 방법을 스무디 레시피 형태로 만들어 소셜미디어에 공유하기 시작했다. 이후 나와 내 주변 사람들뿐 아니라 정말 많은 사람의 몸 또한 달라지기 시작했다.

그리고 또 한 가지, 신기한 사실이 있다. 몸을 바꾸고 나면 마음이 함께 바뀐다는 것이다. 많은 사람이 내게 이렇게 말한다.

"선생님, 몸의 변화를 보면서, 삶을 대하는 태도가 바뀌었어요."

"몸에 조금 더 좋은 걸 주고 싶고, 아껴주고 싶다는 마음이 들어요."

그렇다. 몸이 해독되면 마음도 변한다. 오늘 이후 당신의 삶을 바꿔줄, 혁명적인 디톡스를 함께 시작해보자.

염증이 줄어들면
피부가 되살아난다

"아토피로 진물과 상처 가득했던
아이 피부가 깨끗해졌어요!"

어느 날 소셜미디어 메시지로 한 아기의 엄마에게 아토피가 너무 심해 아기가 괴로워한다며, 좋은 방법이 없겠느냐고 연락을 받았다. 실제로 아이의 피부는 아주 넓은 면적에 걸쳐 염증으로 피부가 두꺼워지고 진물이 나는 상태였다. 바르는 치료와 함께 식습관 개선이 필수적이라고 당부하며 매일 십자화과 채소들을 갈아넣은 라이블리 스무디로 마시고, 만성 염증을 줄이기 위해 '밀가루, 유제품, 설탕'이 들어간 음식을 최대한 줄여보라고 말했다. 엄마의 위대한 사랑으로 1년간 매일 스무디를 먹이고 건강한 이유식을 챙겨준 결과, 진물과 상처로 뒤덮여 보는 것조차도 안쓰럽던 아기의 피부가 거의 깨끗해졌다는 소식과 함께 정말 고맙다는 인사를 전해왔다.

"아토피가 좋아졌어요.""피부 트러블이 사라졌어요.""피부가 맑아졌어요." 내가 온라인에서 가장 많이 받는 메시지다. 앞의 사례에서 언급한 라이블리 스무디는 추후 자세히 다루겠지만 일반 식사로는 섭취를 늘리기 어려운 십자화과를 매일 간편하게 한 컵 분량(250~300㎖)으로 마실 수 있도록 내가 고안한 방법이다. 대학병원에 있을 때부터 아토피로 고생하는 아이들을 정말 많이 봤는데, 바르는 치료, 먹는 스테로이드, 그도 안 되면 면역억제제에 생물학적 제제까지 쓰곤 했던 아토피를 식습관을 바꾸어 염증을 줄이는 것만으로도 이렇게 개선시킬 수 있다는 사실이 새삼 놀랍게 느껴졌다.

또 다른 사례를 한번 살펴보자. 두 아이의 엄마이자, 아이들과 함께 건강하게 살기 위해 노력하는 태리 씨의 이야기를 함께 나눠보려 한다.

태리 씨는 입술 주위에 정말 심한 피부염을 가지고 있었다. 구순염의 경우 입술과 입술 주변이 붓고, 트고, 갈라지는 증상을 동반하는데, 대개는 오래 가지 않고 호전된다. 하지만 태리 씨의 경우는 달랐다. 이 피부염이 '만성화'되어버린 것이다. 치료 방법을 이것저것 시도해봐도 재발하고 또 재발하는 일이 반복되었다. 입술 주위 피부가 빨개지고, 트고, 따갑다 보니 마스크 없이는 밖에 나갈 수가 없을 지경이었다. 대학병원에 가서 먹는 스테로이드와 바르는 약도 처방을 받아봤지만, 계속 재발해 병원에 다니기를 포기한 상태였다.

태리 씨는 이전까지 구순염과 식습관이 관련 있다고 생각하지 못했다. 하지만 내 인스타그램 피드를 통해 우리 몸에 염증이 왜 생기는지 이해할 수 있었고, 원인부터 제거하기로 했다. 그래서 내가 염증을 줄이는 방법으로 제안한 밀가루, 유제품, 설탕 섭취 줄이기와 라이블리 스무디로 십자화과 채소를 챙겨 먹기 시작했다.

그렇게 조금씩 하루하루의 습관을 만들며 몇 달이라는 시간이 쌓이고 태리 씨는 문득 깨닫게 되었다. 더 이상 입술에 약을 바르지 않고 있었다는 것을 말이다.

어떤 약을 써도 계속 재발하며 태리 씨를 괴롭히던 구순염은 어느 순간 자취를 감추고, 그 이후로도 몇 개월째 약 없이, 재발 없이 지내고 있다고 했다. 실제로 만났던 자리에서도 태리 씨의 피부는 염증의 흔적을 찾아볼 수 없을 정도로 깨끗했다.

턱 주변의 모낭염, 얼굴 전반의 여드름과 사투를 벌이며 고생하던 환자도 스무디를 통해 십자화과 채소의 섭취를 늘리고, 염증을 일으키는 음식을 줄여나가자, 다시는 못 볼 것 같았던 본래의 피부를 되찾았다는 행복한 후기를 전해주기도 했다.

나는 이런 후기를 마주할 때면, 물론 그분들의 피부가 회복되어서 다행이라는 생각도 하지만, 더 중요한 건 피부 속에 가려진 몸의 변화라고 생각한다. 나는 항상 "피부는 몸에 난 창문"이라고 말한다. 피부는 몸 내부에서 일어나는 일을 거울처럼 밖으로 드러내는 역할을 하는 경우가 많다. 특히 만성 피부 염증은 피부만 치료해서는 쉽게 낫지 않는다. 이 경우는 몸 내부에서부터 염증을 지속시키는 원인이 있을 가능성이 높다. 이때는 몸의 전반적인 염증을 낮추는 치료가 반드시 병행되어야 한다.

염증은 우리 몸의 매연, 활성산소를 다량으로 만들어내는 폭탄과도 같다. 만성적으로 염증이 지속된다는 것은 우리 몸의 디톡스 시스템이 원활하게 처리할 수 있는 양 이상의 매연이 발생하고 있다는 뜻이다. 이때 필요한 것이 5단계 독소 해방 솔루션이다.

위 사례에서 적용한 방법을 5단계 독소 해방 솔루션에 맞추어 살펴보자.

- 1단계 위 | **위벽을 자극하는 음식, 소화가 잘 되지 않는 밀가루, 유제품이 포함된 음식 줄이기**
- 2단계 장 | **장의 원활한 활동을 돕는 식이섬유 공급하기, 다양한 채소를 섭취하여 장내 유익균의 먹이 공급하기**
- 3단계 간 | **십자화과 채소를 통해 간의 해독 작용을 돕는 글루타치**

온 생성하기

· 4단계 담즙 | 아보카도 버전 스무디 속 좋은 지방을 통해 담즙 분비 촉진하기

· 5단계 세포 디톡스 | 십자화과 채소를 통해 몸의 매연을 처리 할 수 있는 가장 강력한 항산화 시스템, 글루타치온의 생성 신호 제 공하기

이 효과들이 서로 상호작용해서 위장관이 원활하게 작동하도 록 하고, 간의 해독 기능을 도우며, 몸의 매연인 활성산소를 처 리한다. 이렇게 되면 우리 몸은 곳곳에 생긴 염증으로부터 회복 할 수 있는 여력이 생긴다. 만성 염증을 없애는 방법은 이게 전부 라고 해도 과언이 아니다.

피부 문제라고 대수롭지 않게 여기고 방치한다면, 몸 내부에 생 긴 염증의 씨앗은 더 큰 문제의 원인이 된다. '피부는 몸에 난 창 문'이라는 사실을 기억하고 피부가 주는 신호를 잘 감지해 우리 몸을 지켜나가야 한다.

위에 언급한 사례들처럼 각종 피부 염증이 좋아지는 경우도 정 말 많지만, 그렇지 않은 경우도 당연히 있다. 내가 진료하는 환 자 중에도 스무디뿐 아니라 각종 치료를 병행하고 있음에도 피 부가 쉽게 좋아지지 않는 경우들을 종종 본다. 이런 사람들을 위

해 두 가지 조언을 들려주고 싶다.

첫 번째, 아토피피부염, 구순염, 접촉피부염 등 피부 표면이 거칠어져 있는 피부의 염증이 있는 분들은 꼭 바르는 치료를 함께 하기를 바란다. 피부는 겉과 속의 영향이 모두 중요한 조직이다. 몸 내부의 염증을 식습관 개선으로 교정하고 있다면, 피부 표면의 염증은 바르는 치료를 통해 줄이는 것이 중요하다. 스테로이드 부작용을 염려하여 '스테로이드 연고'를 무작정 기피하시는 환자분들이 있다. 스테로이드 연고는 급성 피부 염증에 단기간 사용한다면 정말 효과적인 치료법이다. 스테로이드 연고의 부작용은 오랫동안 지속적으로 바를 때 나타나는 것이지, 단기간에 발생하는 것이 아니다.

스테로이드 부작용이 염려되어서 피부염이 있는 데도 제대로 바르지 못하고 2~3일 바르다 중단하고, 재발하면 못 견뎌서 다시 바르기를 반복하며 몇 달간 스테로이드를 계속 바르다 병원을 찾는 사람들이 있다. 이렇게 바르는 방법이야말로 스테로이드 부작용을 유발하는 가장 위험한 방법이다. 마치 산불이 났는데, 물 몇 바가지 붓다가 좀 나아졌다고 불씨를 그대로 남겨뒀다가 또 불길이 커지면 물 몇 바가지를 다시 붓는 형국이다. 재발할 수밖에 없도록 만들고 있는 것이다.

처음 급성으로 염증이 발생했을 때, 피부가 매끈해질 때까지 연고를 잘 발라서 재발하지 않도록 하는 것이 스테로이드의 장기 사용을 막는 방법임을 꼭 기억하길 바란다. 그리고 이에 더해 보습제를 꾸준히 발라 피부 장벽을 회복시켜주는 것이 정말 중요하다.

두 번째, 각종 염증원은 정말 다양하고, 디톡스 시스템을 통해 이들이 사라지게 하는 데 걸리는 노력과 시간은 사람마다 다르다. 환자들 중에도 다른 것들은 다 좋아지는데 유독 여드름, 모낭염만은 끝까지 낫지 않는 분들이 있다. 어떤 분은 장이 너무 안 좋아서 그런 경우도 있었고, 어떤 분은 음식 때문이기도 했고, 어떤 분은 수은 때문이기도 했다.

피부는 몸의 각종 염증들이 회복되고 나서야 좋아지는 경우가 많다. 라이블리 스무디만으로 해결되지 않을 때는 뒤에 나오는 '독소' 챕터를 찬찬히 읽어보면서 생활습관 교정을 꼭 함께하길 바란다. 정말 다행인 것은 심하게 고생하던 사람들도 자기 몸의 문제를 인지하고 원인을 제거하다 보면 결국 좋아지는 경우가 대부분이었다는 점이다.

장을 해독하면
면역세포와 뇌세포가 살아난다

"만성 변비, 눈빛이 멍하고 굼뜨던 아이가
생기를 되찾았어요."

온라인상에서 건강에 관한 이야기를 하기 시작한 이후로 매일 다양한 후기를 받지만, 유난히 더 흐뭇하게 광대가 올라갈 때가 있다. 바로 스무디를 마시는 아기 친구들을 만날 때이다. 임신 전부터 임신 기간, 임신 후까지 엄마의 든든한 동반자였던 '라이블리 스무디'가 이유식을 시작한 아이들에게 고스란히 이유식의 일부로 자리매김하는 것을 보면 그렇게 뿌듯할 수가 없다. 그중에서도 정말 많은 것을 생각하게 만든 은우의 이야기를 들어보자.

은우에게는 정말 큰 문제가 있었는데 바로 '변비'였다. 변 상태가 너무 검고 냄새도 지독한 데다 삐쩍 말라 있는 토끼똥인 것도 문제였지만, 대변을 볼 때마다 너무 아프고 힘들어하다 보니 만 4세가 지난 후에도 변기에서 응가를 못 하고 기저귀를 차야만 겨우 변을 볼 수 있는 상태였다.

은우의 엄마 수연 씨의 말에 따르면 은우의 장이 이렇게 힘든 상황에 놓인 데는 여러 가지 이유가 있었다. 은우는 어려서부터 몸이 자주 아팠는데, 그러다 보니 돌 전부터 항생제를 썼고, 감기약과 해열제도 자주 먹었다고 한다. 그뿐 아니라 물도 잘 안 마시고, 단 음식을 너무 좋아하고, 밀가루, 우유, 치즈가 들어간 음식을 좋아해 자주 먹었다. 그야말로 장도, 장내세균도 살기 힘든 팍팍한 장 환경이 만들어졌다. 자연히 아이의 컨디션이 나빠졌고, 자주 아프고 피곤해했다. 걸핏하면 감기에 걸리고 열이 나서 또다시 항생제를 포함한 약들을 달고 사는 악순환이 반복됐다.

은우의 장이 이렇게 혹사당하는 동안, 은우의 목 뒤쪽에서는 임파선이 부풀어 오르고 있었다. 더 큰 걱정은 은우의 눈빛이 멍하게 변하고 동작도 느려지기 시작한 것이었다. '안 되겠다!' 생각한 수연 씨는 건강에 대해 공부하기 시작했고, 이 과정에서 내 블로그를 만나 식습관과 장 건강이 얼마나 중요한지 알게 되었다. 수연씨는 은우의 식단을 바꾸고, 스무디를 만들어 먹이기 시작했다. 유치원에 가서 먹는 식단까지는 어쩔 수 없어, 집에서 먹는 아침 한 끼를 스무디로 바꾸어주었다.

1년이 지난 지금 은우는 드디어 변비에서 탈출해 만 5세를 한 달 앞둔 날 기저귀를 졸업했고, 이제는 바나나 모양의 황금변을 본다고 했다. 임파선 염증이 사라졌고, 처지고 굼뜨던 모습은 사라지고 눈빛에도 생기가 돌아와 초롱초롱해졌다. 더불어 면역력까지 좋아지면서 감기에도 잘 걸리지 않게 되었다. 은우가 태어난 이후 올해가 병원을 간 횟수가 가장 적었다고 한다.

은우의 이야기는 우리 몸의 디톡스 시스템이 마비되면 생기는 일을 한번에 보여준다. 안 좋은 식습관이 '장'을 얼마나 고단하게 하는지, 장의 변화가 아이의 컨디션 전반에 얼마나 큰 영향을 미치는지 명확히 알 수 있다. 장 건강이 악화되어 변비가 생기면, 우리 몸속 디톡스 시스템의 출구가 마비되는 것이다. 이렇게 되면 각종 독소들이 몸에서 빠져나갈 수 없게 되고, 빠져나가지 못한 독소들로 인해 온몸의 세포들에 매연이 많아진다. 매연이 많아지면 세포의 기능이 떨어지는데, 이때 가장 영향을 많이 받는 세포 중 하나가 '면역세포'와 '뇌세포'이다. 그래서 장 건강이 나빠졌을 때 은우가 감기에 자주 걸리고 멍해진 것이다. 아이들은 아직 한참 발달 중이기 때문에, 성인보다 독소에 더 큰 영향을 받을 수밖에 없다.

사실 매연과 독소에 가장 취약한 생명체는 다름 아닌 '태아'

다. 최근에 이런 제목의 기사가 난 적이 있다. "태아 영양줄, 인간 태반에서도 나온 미세플라스틱." 뒤에서 다룰 갖가지 독소가 엄마의 배에 있는 연약한 태아에게까지 전달되고 있다는 사실을 증명한 연구였다. 과연 미세플라스틱만 문제일까. 엄마가 섭취한 다양한 독소들은 고스란히 아이들에게도 전달되고 있을 터였다.

내가 이 책을 꼭 쥐어주고 싶은 사람들이 바로 임신을 준비하거나, 임신 중인 여성이다. 왜냐하면 엄마의 식습관이 태아에게 미치는 영향은 너무나 거대하기 때문이다.

최근 자폐, 발달장애 유병률이 무섭도록 증가했는데, 미국의 2020년 자폐 유병률은 2000년과 비교했을 때 4배 이상 증가했다고 한다. 2000년도에 150명 중 1명이 자폐였다면, 이제는 36명 중 1명이 자폐라는 것이다.[2] 나는 이런 통계치를 보면 정말 숨이 막힌다. 자폐에는 분명히 유전적 요인이 작용하지만, 유전적 변화만으로는 '20년'이라는 짧은 기간 동안 일어난 너무나 큰 변화를 모두 설명하긴 어렵다. 많은 연구자가 원인을 파악하기 위한 연구를 진행하고 있는데, 그중 2019년에 자폐 발생에 관련된 요인 중 하나로 '임신 기간 동안 엄마의 가공식품 섭취'가 지목된 바 있다. 원인으로 지목된 것은 바로 PPApropinoic acid라는 물질이었다. 정말 많은 가공식품에서 유통기한을 늘리기 위해 PPA를 식품첨가제로 사용하고 있다.

사실 PPA는 음식을 섭취하면 우리 몸속 장내세균에 의해서 자연적으로 만들어지는 다양한 물질 중 하나다. 그런데 이 물질의 양이 많아질 경우 아직 발달 중인 태아에게 아주 치명적인 문제를 일으킬 수 있다는 가능성이 제기되었다. 바로 신경계 발달을 방해하는 것이다. 인간의 신경줄기세포를 PPA에 노출시켜 변화를 살펴보았더니, 신경회로가 바뀌고 일부 신경세포가 과다하게 증식했으며 염증이 증가하는 것을 확인할 수 있었다. 놀랍게도 이 변화는 자폐 아동에게서 관찰되는 뇌 변화 양상과 동일했다.[3] 즉, 엄마가 가공식품을 많이 먹으면 태아는 과량의 PPA에 노출되는데, 이 PPA가 태아의 뇌세포 발달에 문제를 일으킬 수 있다는 의미이다. 이 연구에서는 PPA만을 다뤘지만 이미 우리는 일상에서 다양한 종류의 독소를 섭취하고 있다.

이런 상황에서 엄마 몸속의 디톡스 시스템이 원활하게 작동하지 않는다면 그 피해는 가장 연약한 생명체인 태아에게 고스란히 전해질 수밖에 없다.

그래서 임신 준비를 하거나, 임신 중인 사람, 그리고 어린아이들에게는 디톡스 시스템을 돌볼 것을 더 강조해서 당부한다. 세포 하나하나의 건강이 그 어느 때보다도 중요한 이들에게 디톡스 시스템을 돕는 생활습관이 얼마나 중요한 방패막이 되고, 몸을 지키는 힘이 될지 알기 때문이다.

아이들의 사례를 언급했지만 스무디를 섭취하는 건 어른들의 변비에도 물론 효과적이다. 내가 가장 많이 듣는 후기 중 하나가 "쾌변하게 되었어요"이다. 식이섬유의 충분한 공급, 몸의 전반적인 염증 감소는 장이 조금 더 원활하게 움직이기 위한 기초공사이기 때문이다.

그런가 하면 매일 같이 묽은 변과 설사를 달고 사는 과민성대장증후군으로 인한 고민을 털어놓는 분들도 많다. 이분들 역시 밀가루·유제품·설탕·가공식품 등 염증을 유발하는 음식을 줄이고, 십자화과 채소가 풍부한 스무디를 마신 이후 건강하고 예쁜 모양의 대변을 보게 되었다는 후기를 자주 볼 수 있다.

그렇지만 과민성대장증후군이 있다면 무작정 십자화과 채소로 만든 스무디를 먹기 시작하는 것보다는 현재 식습관과 증상의 관계를 명확하게 파악하는 게 중요하다. 내가 먹는 음식들을 파악하고, 어떤 음식을 먹을 때 증상이 좋아지는지 혹은 악화되는지를 되짚어보는 것이 첫 번째다.

이 과정을 진행해보면 장을 힘들게 하는 원인들을 찾아낼 수 있다. 과민성대장증후군이 있는 분들의 경우 장운동이 원활하지 않을뿐 아니라, 장내세균총* 또한 건강하지 않을 가능성이 높다. 이런 분들이 무작정 채소를 많이 먹으면 배에 가스가 차서 부글대고, 과민성대장 증상이 더 심해지는 경우가 종종 있다. "나는 채소가 안 맞아" 하는 분들이 바로 이런 경우이다. 하지만 이런 분들일수록 장내환경의 개선이 시급하다. 무엇보다 장에게 적응할 시간을 주며 천천히 장을 개선하는 것이 중요하다.

일단 나의 장을 힘들게 하는 음식을 찾고, 그것을 피해서 아주 심한 불편감에서 벗어나는 것이 먼저다. 그런 다음 스무디를 포함해 익힌 채소를 소량부터 섭취하기 시작하면 좋다. 소량의 채소 섭취로도 배에 가스가 찬다면 뒤에 나올 '독소 해방 솔루션 1단계(위)'와 '2단계(장)'를 열심히 실천하며 장의 변화를 조금 더 기다려줘야 한다. 그러고 다시 채소 섭취와 스무디 마시기를 시도하면서 양을 점차 늘려나가야 한다. 그러는 사이 장의 염증이 서서히 줄어들고, 채소를 먹고 자라는 장내유익균이 점점 늘어나면서, 어느새 증상이 개선되고 있음을 느끼게 될 것이다.

---

* 우리 몸에 존재하는 다양한 미생물 군집 중에서도 소화기관에 존재하는 미생물 군집을 일컫는다.

케이스 3

호르몬을 해독하면
여성 건강이 회복된다

"생리통에서 해방되고
체지방이 7kg이나 빠졌어요!"

"자궁근종이 있어서 생리통이 미친듯이 심하고, PMS(월경전증후군)
도 너무 심한데, 이번 달에는 제 날짜에 생리통 없이 편하게 생리 기
간을 보냈어요."

"생리통이 역대급으로 덜해서 부루펜 조금이랑 타이레놀 한 알
로 버티고 있어요. 정말 감사합니다."

"스무디 먹은 지 3주 만에 생리통 없이 생리를 했어요."

생리통은 피부와 더불어 가장 많이 변화가 있다고 이야기하는 증
상 중 하나다. 민아 씨도 마찬가지였다. 어린 시절부터 생리통이 너
무 심해, 한번은 길거리에서 쓰러져 모르는 사람에게 업혀 응급실
에 간 적도 있었다. 민아 씨 부모님의 걱정이 얼마나 컸겠는가. 민

아 씨를 데리고 병원에 가서 별별 검사를 다 받아봤는데, 결국 큰 소득 없이 '체질' 문제라는 이야기만 들었다.

그렇게 뾰족한 방법 없이 지내던 중, 민아 씨는 귀여운 아기를 출산했다. 아기는 민아 씨 가족에게 여러 가지 변화를 가져왔는데, 그 중 한 가지가 이유식을 공부하며 식재료의 중요성을 깨달은 것이다. 민아 씨는 몸과 음식의 깊은 연관성을 깨닫고, 부엌을 뒤집어엎을 정도로 대대적으로 식습관을 변화시켰다.

장과 장내세균에 나쁜 식습관들을 바꾸고, 십자화과 채소 섭취를 통해 세포와 몸 전반의 디톡스를 시도한 민아 씨에게 어떤 변화가 나타났을까.

놀랍게도 평생 민아 씨를 괴롭혔던 생리통이 자취를 감췄다. 그리고 출산 후 아무리 해도 빠지지 않던 체중이 4개월만에 체지방만 7kg이나 빠져버린 것이었다. 한 달에 한 번 매달 괴로웠던 생리통이 사라지고 몸까지 가벼워지니 너무 행복하다는 이야기를 전해주었다.

어떻게 이렇게 많은 분이 '생리통'이 사라졌다는 공통적인 후기를 전해줄 수 있었을까. 생리통의 발생 기전은 아직 완벽하게 밝혀져 있지는 않지만, 원인으로 생각되는 물질이 있다. 바로 '프로스타글란딘prostaglandin (이하 PG)이라는 염증 물질이다. 생리를 할 때

PG는 자궁과 자궁의 혈관을 수축시키는 역할을 한다. 이 과정에서 PG가 너무 많을 경우 자궁벽과 혈관이 지나치게 수축하고, 자궁에 산소가 부족해진다. 이로 인해 발생하는 통증이 바로 생리통이다.

그런데 우리 몸에는 PG를 증가시킬 수 있는 강력한 물질이 존재한다. 바로 여성호르몬인 에스트로겐이다. 그렇다면 생리통을 줄이기 위해서 해야 하는 일은 명확하다. 첫 번째, PG가 생성되는 것을 줄이고, 두 번째, 에스트로겐이 높아지지 않도록 해야 한다.

여기서 에스트로겐에 대해 조금 더 생각해보자. PG 관련 조건이 동일하다고 가정할 때, 체내에서 생성되는 에스트로겐의 양이 동일하다면 우리가 느끼는 생리통 또한 동일할까? 흥미롭게도 에스트로겐은 체내에서 생성되는 양뿐 아니라, 간에서의 해독, 장에서의 배출 과정의 영향을 굉장히 크게 받는다. 간이 에스트로겐을 해독시켜 장으로 내보내더라도, 변비가 있거나 장내세균총이 건강하지 못할 경우 에스트로겐은 배출되지 못하고 재흡수된다. 이 과정에서 우리의 몸은 에스트로겐의 영향을 훨씬 더 많이 받게 되고, 당연히 생리통도 심해진다. 즉 생리통을 줄이고 에스트로겐을 안전하게 배출시키기 위해서는 우리의 디톡스 시스템을 제대로 가동하는 것이 필수적이다.

생리통에 관여하는 PG를 줄일 뿐 아니라 에스트로겐의 적절한 배출을 모두 도와줄 수 있는 방법이 바로 '십자화과 채소'이다.

생리통이 심한 분들에게는 십자화과 채소 섭취를 늘리라는 이야기를 조금 더 강조한다. 생리통이 심하다는 건 에스트로겐의 영향을 많이 받고 있다는 의미인데, 그렇다면 에스트로겐을 잘 배출시키는 것에서 한발 더 나아가 에스트로겐을 안전하게 해독시키는 과정이 너무나도 중요하다. 에스트로겐이 해독되어 생기는 여러 가지 대사물들 중 일부는 안전하지만, 일부는 염증이나 암을 일으키는 위험한 물질이다. 이런 위험한 에스트로겐 대사물의 경우 에스트로겐과 관련된 대표적인 질환인 유방암과의 연관성이 속속 밝혀지고 있다.[4]

이에 더해 생리통이 심한 사람들에게서 난소암 위험이 높았다는 실제 연구 결과도 있다.[5] 지금은 생리통이겠지만, 나중에는 자궁근종, 선근증, 자궁내막증, 유방암, 난소암 등 각종 질병이 되어 돌아올 수 있다는 뜻이다. 그러니 생리통이 있다면, 혹은 에스트로겐 관련 질환이 있거나 가족력이 있다면, 디톡스 시스템을 잘 운영하기 위한 생활습관을 반드시 실천하기를 바란다. 다음은 십자화과 채소가 생리통을 완화시키는 두 가지 기전이다.

① PG 생성 억제 | **십자화과 채소에 든 '설포라판' 성분이 생리통에**

관여하는 PG 생성을 억제하는 작용을 한다.

② 에스트로겐 재흡수 감소 및 안전한 해독 촉진 | **십자화과 채소의 식이섬유는 장의 움직임을 돕고, 건강한 장내세균들이 살도록 도와준다. 이로 인해 간이 열심히 해독시켜 보낸 에스트로겐이 장에서 재흡수되는 것을 방지해준다. 그뿐 아니라 에스트로겐이 안전한 대사물 형태로 해독될 수 있도록 도와준다.**

이런 이야기를 하면 생리통이 있으면 그냥 진통제를 먹으면 되는 것 아니냐고 묻는 사람들이 많다.

사실 생리통에 대한 가장 보편적인 해결 방법이 '진통소염제'이다. 이부프로펜 같은 비스테로이드성 nonsteroidal anti-inflammatory drug, NSAID 진통소염제가 대표적이다. 이 진통제들이 작용하는 방식 또한 앞서 설명한 생리통의 발생 원리를 생각해보면 이해할 수 있다. 생리통을 줄이려면 PG를 줄여야 한다고 이야기했는데, 이 진통제들이 바로 PG를 줄이는 약들이다. 그런데 진통제들은 PG를 줄이는 데는 아주 효과적이지만, 한 가지 문제가 있다. 장기적으로 복용할 경우에는 장에 다양한 악영향을 초래할 수 있다는 점이다. 우리의 소중한 디톡스 시스템의 출구인 장 환경을 악화시킬 수 있고, 장이 안 좋아지면 에스트로겐의 배출이 원활하게 이루어지지 않을 수 있다. 너무 아플 때는 당연히 먹어야 하겠지만, 장기적으로 본다면, 생리통을 근본적으로 줄일 수 있는 방법을 선택하기를 추천한다.

그리고 폐경 이후에 십자화과 채소를 먹는 게 효과가 있을지 묻는 사람들도 많다. 아무래도 '에스트로겐 재흡수 감소'라는 말이 에스트로겐을 감소시킨다는 말로 잘못 해석될 수 있어서인 것 같다. 하지만 십자화과 채소가 하는 일은 에스트로겐의 생성을 감소시키거나, 더 많이 배출시키는 것이 아니다. 그저 만들어진 에스트로겐이 몸에서 나가야 하는 순간에 다시 흡수되지 않도록 도와주는 것뿐이다. 그리고 해독될 때 우리 몸에 해가 되는 쪽이 아니라, 우리 몸에 안전한 쪽으로 진행될 수 있게 방향을 잡아주는 역할을 할 뿐이다. 에스트로겐은 십자화과 채소가 해독을 돕는 수많은 물질 중 한 가지일 뿐, 십자화과 채소는 글루타치온을 통해 디톡스 시스템 전반을 돕는다. 그러니 폐경 여성은 물론, 남성에게도 큰 도움이 된다.

간을 도와주면
몸의 컨디션이 달라진다

"남편의 간 수치가 내려갔어요!"

"간 수치가 좋아졌어요."

"콜레스테롤 수치가 정상화되었어요."

"지방간이 좋아졌어요."

나와 함께 스무디를 만들어 먹는 분들 중에는 혼자 시작했다가 이왕 먹는 거 남편 또는 아이들과 함께 먹는 분들이 많다. 특히 남편과 같이 드신 분들은 남편의 간, 콜레스테롤 수치가 좋아졌다는 후기를 가장 많이 전해준다.

사실 남성들은 건강에 큰 관심을 가지지 않는 경우가 많다 보니 여성들보다는 식습관이 조금 더 '자유로운' 편이고, 사회생활을 하면서 술을 마시는 경우도 여성들보다 더 흔하다. 이런 남성들의 건강에 위험 신호가 찾아오는 때가 보통 50대 중반쯤이다. 남성들은 이즈음에 몸이 예전과 다르다는 것을 느끼고 병원을 찾는다.

그런데 요즘은 이런 변화가 조금 더 빨라진 것을 느낀다. 40대 후반만 되어도 체력이 떨어진다고 느끼는 분들이 많다. 다양한 이유가 있겠지만, 나는 현대사회의 갖가지 독소와 이에 압도당한 디톡스 시스템의 영향이 적지 않을 것이라 생각한다. 이에 대한 근거를 간 수치에서 찾아볼 수 있다.

이전에 건강검진에서 피검사를 한 기록이 있다면 한번 찾아봐도 좋다. AST, ALT, GGT(r-GTP) 세 가지가 가장 기본적인 간기능 검사 항목이다. AST, ALT는 우리 몸의 세포들이 사용하는 효소 중 하나인데, 세포가 손상되면 세포 내에 있던 효소들이 새어나와 혈액에서 측정된다. 이 효소들이 많이 분포하는 곳이 간이라(특히 ALT의 경우), 흔히 간 수치라 부른다. GGT는 디톡스 시스템과 조금 더 연관이 높은 수치이다. GGT 또한 간세포에 특히 많이 존재하는 효소인데, 간과 담관이 손상을 입으면 피검사에서 높은 수치를 보인다. 그런데 이 GGT는 간과 담관에서뿐 아니라 몸전반의 세포에 필요한 글루타치온을 재활용할 수 있도록 도와주는 중요한 역할을 담당한다. 그래서 GGT는 우리 몸이 다양한 독소에 노출되었을 때(=글루타치온이 아주 많이 필요할 때) 증가하는 수치로도 알려져 있다. 간단히 말해서 이 세 가지 수치가 올라간다는 의미는 우리의 디톡스 시스템에서 소중한 역할을 하는 간이 손상을 입었다는 증거다.

건강검진 기록에서 '정상'이라는 말을 보고 '내 간은 괜찮구나' 생각한 분도 많을 것이다. 하지만 아직 안도하기는 이르다. 참고치를 살펴보면 대부분은 AST, ALT는 40이하일 경우 정상, GGT(r-GTP)는 35이하일 경우 정상이라고 표시되어 있을 것이다. 그래서 건강검진을 한 후에도 아주 높지 않다면 간 수치에 대한 언급을 듣지 못하는 경우가 많다. 하지만 꼭 수치를 한번 더 확인하길 바란다. 결과지에 적힌 참고치는 '병적'인 상태를 나타내는 기준일 뿐, 이상적인 수치에 대한 가이드는 아니다. 실제 간 수치와 모든 질병 사망률 간의 연관성을 조사한 논문에 따르면 사망률이 가장 낮은 사람들에게서 보이는 간 수치는 참고치보다 훨씬 낮았다(AST 10-15U/L, ALT 12-15U/L, GGT 10-17U/L),[6] 즉, 이 범위를 벗어나 수치가 30, 40인 사람들의 경우, 아직 병적인 단계는 아니지만, 간이 최적의 상태는 아니라는 사실을 알 수 있다.

실제로 음주를 즐기는 사람의 간 수치를 보면 참고치를 훌쩍 넘기도 하고, 참고치의 경계에서 아슬아슬하게 유지되는 경우도 많다. 이건 음주를 하는 사람에게만 국한된 문제가 아니다. 술 이외에도 간이 처리해야 하는 것들을 지나치게 섭취하면, 간세포는 손상되고, 간 수치는 오를 수밖에 없다. 대표적인 것이 '과당, 설탕'

이다.

"선생님, 저는 술 한 모금 안 마시는 데 간 수치가 높아요, 지방간이 있어요" 하는 사람의 식습관을 살펴보면 탄수화물을 굉장히 많이 먹거나, 설탕과 과당이 가득 든 과일과 디저트류를 달고 사는 분이 많다. 이를 '비알콜성 지방간'이라는 병명으로 부른다. 그러니 간 수치가 앞서 언급한 최적의 범위를 넘어가는 분들은 디톡스 시스템의 중추 역할을 하는 간을 돌볼 때임을 인식하길 바란다.

사례를 살펴보자.

연희 씨의 남편은 20대부터 간 수치가 계속 높은 데다 비알콜성지방간 진단을 받은 상태였다. 연희 씨도 생리 전후로 몸이 붓고 생리통이 있어 남편과 함께 염증을 유발하는 음식을 피하고 스무디를 마시기 시작했다. 식습관을 바꾸고 스무디를 마시면서 연희 씨는 생리통이 줄고, 붓기가 완화되고, 속이 편해지는 등 여러 가지 효과를 느꼈다.

연희 씨 남편은 어땠을까? 남편의 초기 간 수치는 AST/ALT/GGT가 각각 28/39/37이었다. 그야말로 아슬아슬하게 참고치를 넘길까 말까 줄타기를 하는 상황이었다. 그런데 디톡스 습관과 스무디 음용을 8개월간 꾸준히 실천한 이후, AST/ALT/GGT가 각각

19/22/22로 감소했다. 이전보다 훨씬 이상적인 수치에 근접한 상태임을 알 수 있다. 이 기간 동안 연희 씨의 남편이 회식이 있어서 술을 마셨는데, 그 시기에 시행한 검사에서 바로 간 수치가 오르는 걸 직접 확인하고 난 이후 이제 웬만해서는 술도 잘 마시지 않는다고 한다.

그렇다면 스무디가 간을 돕는 데 어떤 역할을 했던 것일까?

술과 과당을 포함한 다양한 독소들은 간세포에서 '매연'을 발생시킨다. 이 매연은 염증을 일으키고, 세포를 손상시켜 간이 흉터 조직(간경화)으로 변하게 하는 주범이다. 그래서 간을 도와주는 핵심 전략은 매연의 발생을 줄이고, 매연을 보다 효과적으로 처리할 수 있도록 도와주는 것이다. 매연의 발생을 줄이기 위해서는 매연을 발생시키는 다양한 독소의 섭취를 줄여주어야 한다. 술을 줄이고 염증을 유발하는 음식을 줄이면 자연적으로 매연의 발생 또한 줄어든다.

다음으로 매연을 효과적으로 처리할 수 있게 도와주는 것이 바로 십자화과 채소이다. 십자화과 채소는 간세포가 매연을 효과적으로 처리하는 데 필요한 글루타치온의 생성을 돕는다. 그리고 이 글루타치온은 말썽을 부리는 독소들과 결합해 우리 몸에서 무탈히 빠져나갈 수 있도록 돕기도 한다. 연희 씨의 남편이 실천한 생활습관은 이 두 가지 측면에서 간세포에 도움을 주어 간 수치가 호전되는 데 큰 영향을 미친 것이다.

사실 더 드라마틱하게 좋아진 환자들의 케이스도 많지만, 이 케이스를 가져온 이유는 누구나 해당할 수 있는 사례이기 때문이다. 아직은 '병적 수치'가 아니니까, 지방간은 누구나 어느 정도는 있다니까, 특별히 치료법이 있는 것도 아니니까 괜찮겠지 하며 몸이 보내는 신호를 무심코 지나치지 않기를 바라는 마음이다.

간은 매일같이 수많은 독소를 처리하면서 산다. 스스로 자기 간의 디톡스 시스템을 돕지 않으면 누가 도울 수 있을까. 지금 간이 보내는 미세한 신호들을 무시하고 나면 이후에 간은 지방과 흉터 조직으로 뒤덮여 더 이상 일을 하지 못하게 된다. 그리고 안타깝게도 한번 간경화가 진행되고 나면 돌이킬 수 있는 방법은 없다. 특히 GGT가 높은 분들은 뒤에 나올 '독소 피하기' 부분을 반드시 잘 실천해주기를 바란다. GGT는 담관이 막힐 경우에 증가하기도 하지만, 그게 아니라면 독소와 연관된 경우가 정말 많기 때문이다.

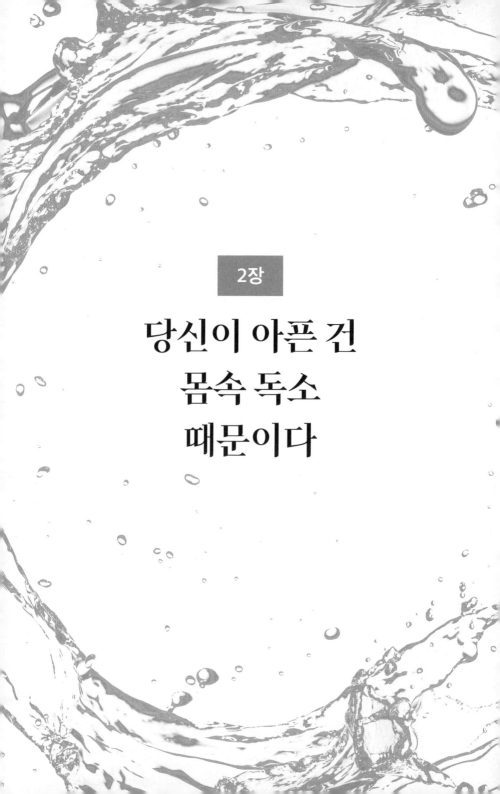

2장

당신이 아픈 건
몸속 독소
때문이다

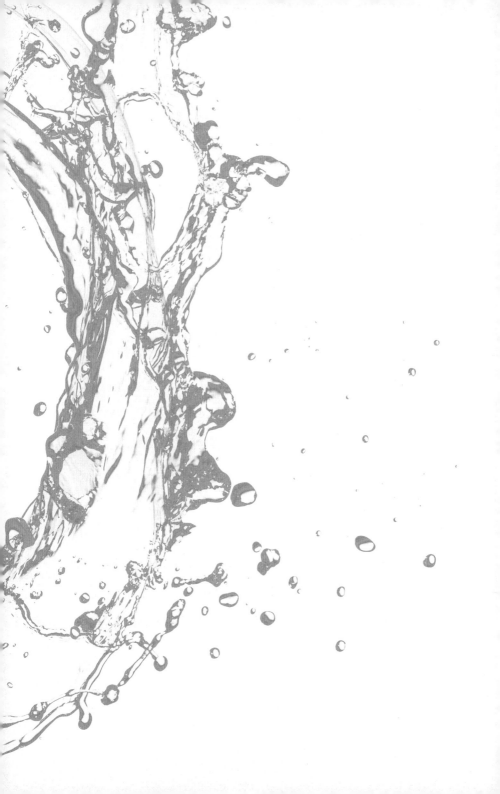

우리 몸에 박힌 가시,
독소

당신의 엉덩이에 작은 가시가 박혔다고 생각해보자. 찔리는 순간 따끔한 통증이 있었고 잠깐씩 쑤시는 듯한 통증이 있었지만, 특별히 눈에 보이는 상처는 없어서 별일 아니겠지 생각하고 지나갔다. 그런데 며칠이 지나니 통증이 점점 심해졌다. 밤새 통증으로 잠을 설쳤는데 다음 날부터는 온몸에 미열까지 났다. 이대로 놔두면 안 되겠다 싶어 병원에 갔다.

"선생님! 제가 미열이 나고 엉덩이에 통증이 있어요. 가시에 찔려서 이런 것 같은데, 왜 이러는지 잘 모르겠어요."

"외관상 특별히 보이는 건 없네요. 우선 해열제와 진통제를 처방해드리겠습니다."

그렇게 처방 받은 해열제와 진통제를 먹어도 좀처럼 몸이 낫질 않는다. 몸이 괴로우니 다른 병원을 찾아가서 온갖 방법을 수소문해본다. 어떤 병원에서는 화가 많아서 몸에 열이 나는 거니, 마음을 가라앉혀야 된다고 명상을 하란다. 또 다른 병원에서는 면역력을 올려야 하니 한약을 먹으라고 한다.

과연 이 환자가 나을 수 있을까?

명상을 하고 화를 다스리면 마음의 안정을 찾을 테니, 아주 조금은 나아질지 모른다. 하지만 엉덩이에 박힌 가시를 찾아서 제거하지 않는 이상, 이 환자는 이유 모를 미열과 통증에서 절대 벗어날 수 없다.

이것이 우리 몸에 들어온 '독소'가 하는 일이다. 독소라는 방해꾼이 있는 상태에서는 몸이 제대로 돌아갈 수가 없다. 독소는 '엉덩이의 가시' 같은 존재다.

'독소', '해독'이라는 말을 하면 '사짜' 아니냐고 의심하는 사람이 있다. 사실 의과대학을 다니던 시절의 나도 그랬다. 이런 개념은 의학의 영역에는 포함되지 않는 것이라고 생각했다. 하지만 졸업 이후 다시 공부를 하며 깨달았다. 내가 아무것도 모르고 있었다는 것을 말이다. 사실 우리는 수없이 많은 독소에 노출되어 있고, 이 독소들을 제대로 해독하지 못해 질병에 걸린다.

그런데 정말 중요한 사실은 따로 있다. 엉덩이에 가시가 여러 개 박힌 채 살면서도 가시가 박힌 줄도 모르는 사람이 많다는 것이다. 아무리 약을 먹고, 부족한 영양소를 보충하고, 생활습관을 개선하는데도 나아지지 않는 환자가 꼭 있었다. '대체 이 환자는 왜 낫지 않을까?' 수도 없이 고민했다. 이 과정에서 내가 찾은 답이 바로 '독소를 빼는 과정', 즉 디톡스였다. '아, 이런 환자들에게는 가시를 빼주는 과정이 선행되지 않으면, 그다음 과정이 있을 수 없겠구나' 깨달았던 것이었다.

이것은 꼭 뚜렷한 병이나 증상이 있는 사람에게만 해당하는 내용이 아니다. 세포로 이루어진 우리의 몸에서는 언제나 작은 가시들이 만들어지고 있다. 이 작은 가시들을 '활성산소'라고 부르는데, 이는 세포가 에너지를 만드는 과정에서 필연적으로 만들어지는 물질이다. 이 가시들은 세포의 기능을 떨어뜨리고 노화를 일으키는 주범이다.

여기서 디톡스 시스템의 역할이 등장한다. 디톡스 시스템은 우리의 몸을 이 가시들로부터 보호한다. 외부·내부의 독소들을 해독하고, 활성산소를 없애 우리 몸을 보호한다. 만약 디톡스 시스템이 제대로 기능을 하지 못한다면? 해독되지 못한 외부·내부의 갖가지 독소들은 세포 내에서 더 많은 활성산소를 만들어내게 되고, 활성산소를 처리하는 시스템마저 제대로 기능하지 못하게 방해한다. 이런 상황에서 세포는 급격한 기능 저하를 겪는다. 이 기능 저하의 속도에 따라 결정되는 것이 바로 '노화의 속도'다. 결국 디톡스 시스템이 얼마나 잘 기능하느냐에 따라 당신의 노화 속도가 결정되는 것이다.

노화의 속도를 늦춘다는 건 단순히 젊어 보이게 한다는 의미가 아니다. 몸의 기능을 온전히 유지하며 사는 기간을 최대한 늘리겠다는 뜻이다. 길어진 수명만큼 병원 신세를 더 지는 것이 아니라, 나다운 사고, 나다운 행동을 하면서, '나'라는 사람으로 온전히 기능하며 살아갈 수 있는 시간을 늘리는 것이다.

결국 세포의 디톡스 시스템 기능에 따라 우리는 서로 다른 '질병'과 '노화'의 양상을 마주하게 된다. 이런 현실 속에서 나는 내가 알게 된 지식을 이렇게 표현한다. '알면 축복이 되는 지식'이라고.

디톡스 시스템에 대한 이해는 당신을 질병으로부터 보호하고, 노화의 속도를 늦춰줄 것이다. 내 몸을 위한 올바른 건강 지식을 아는 사람과 모르는 사람의 10년 후, 20년 후의 삶은 전혀 다른 형태일 수밖에 없다. 암 환자, 치매 환자로 살아갈 것인가, 아니면 건강한 에너지와 온전한 마음을 가진 사람으로 살 것인가의 차이를 좌우하게 될 것이다. 그러니 남은 인생에서 가장 건강하고 젊은 오늘, 나의 인생을 좌우할 디톡스 시스템을 함께 정비해보자.

건강을 위협하는
달콤한 함정

이 책에서 말하는 디톡스는 앞서 언급한 몸속의 가시들을 제거하고, 우리 몸의 디톡스 시스템을 원활하게 작동시키는 과정을 포괄한다. 이 디톡스 과정의 첫 단계에서는 우리 몸의 기능을 방해하는 가시이자 '방해꾼'을 제거하는 과정이 반드시 필요하다. 그러면 우리는 먼저 어떤 가시들이 우리 몸에 박혀 있는지부터 알아야 한다. 우리는 어떤 것들에 오염되어 있을까?

중금속? 농약? 살충제? 미세 플라스틱? 다 맞다. 하지만 그 전에 한 가지, 우리 사회 전반을 뒤덮고 있는 '생각의 오염'에 대해 말하고 싶다.

멀리 갈 것도 없이, 나만 해도 정말 오염된 생각을 가지고 있었다. 인생이 참 고달프고 힘들었던 학생 시절, 인생의 낙이라고는 먹는 것밖에 없었다. 시험 기간이 끝나고 백화점 지하 1층에 가서 디저트를 고르던 시간만이 유일하게 행복한 시간이었다.

조금만 더 생각해보면 삶에는 우리를 행복하게 해주는 요소가 정말 다양할 텐데, 우리 주변에는 이런 메시지들이 난무한다.

'인생 뭐 별거 있나, 맛있는 거 먹는 소확행으로 사는 거지.'

'스트레스 받으면 무조건 단 거 먹고 풀어야지.'

이처럼 달고 자극적인 걸 먹으면 '도파민dopamine*'이 나오는 아주 단순한 우리의 본능이 음식 산업의 기반이 되었다. 쉽고 빠르게 도파민을 분비시킬 수 있는 음식들이 만들어지기 시작했고, 이걸 먹으면 행복해진다는 메시지가 함께 퍼졌다.

하지만 정말 위험한 사실이 있다. 도파민을 분비시키는 모든 것은 필연적으로 '중독'을 일으킨다. 자연식 요리를 즐겨 하는 지인이 있는데, 한번은 친구들이 집에 놀러 와서 다양한 제철 식재료로 요리를 만들어 대접했다고 한다. 그런데 이 친구들은 평소 배달 음식을 즐겨먹는 사람들이었고, 배 부르게 먹은 후에 집에 돌아가서는 결국 배달 음식을 시켜 먹었다고 한다. '먹었지만 먹은

---

* 뇌의 보상회로에서 분비되어 자극에 대한 보상을 예측하는 데 작용하는 신경전달 물질. 이외에도 행동과 인식, 자발적인 움직임, 주의집중, 작업기억, 학습 등에 관여하는 것으로 알려져 있다.

것 같지 않아서'였다. 이는 평소 자극적인 식사에서 느끼던 도파민을 자연식 요리에서 느끼지 못했기 때문에 나타나는 현상이다.

'먹방'이라는 문화 또한 이 중독 현상에 기름을 붓는다. 달고, 자극적인 음식을 먹으며 행복해하는 영상이 음식을 먹지 않는 순간에도 우리의 생각을 지배한다. 이로 인해 '달고 자극적인 음식'은 '맛있고 행복을 주는 음식'이 되었고, '간이 세지 않고, 채소가 많이 들어간 음식'은 '다이어트 할 때나 먹는 맛없는 음식'이 되었다.

도파민 중독을 알아보기 위해 쥐를 대상으로 시행한 아주 유명한 실험이 있다. 쥐의 뇌에 전기장치를 심어 레버를 누르면 도파민이 나오도록 설계했다. 그랬더니 쥐는 다른 모든 일을 다 내팽개치고, 심지어 먹고 마시는 것까지 잊고, 쾌감을 느끼기 위해 레버만 눌러댔다고 한다.[1] 도파민은 그 정도의 위력을 가진다.

'세상 뭐 별거 있니. 맛있는 거 먹고 행복하면 되지'라는 메시지가 첫술을 뜨게 만들고, 그 첫술이 뿜어내는 도파민이 우리를 중독의 늪으로 끌어들인다. 그런데 더 심각한 문제가 있다. 음식 중독을 악화시키는 엄청난 요인이 늘상 우리 앞에 놓여 있다는 점이다. 바로 현대인의 고질병, '스트레스와 바쁨'이다. 스트레스를 받으면 미래를 준비하고 생각하는 고차원의 뇌, 전전두엽의 기능이 급격하게 저하된다. 본능에 충실한 뇌 영역이 그 자리를 대신하며 '나에게 도파민을 가져와!'라고 명령한다. 이런 뇌의 작용 앞에서 활기

찬 내일을 위해 건강한 음식을 먹겠다는 의지는 맥없이 무너지기 일쑤다.

그리고 무엇보다 우리는 너무 바쁘다. 장을 보고 집에서 요리를 해 먹으려면 족히 1~2시간은 필요한데, 출근하고, 아이를 키우고, 집안일도 해야 하는 현대인들에게 그 정도의 식사 준비 시간은 사치일 때가 많다. 결국 대안은 손가락 터치 몇 번이면 모든 것이 완료되어 눈앞에 놓이는 배달 음식이다.

우리는 이 모든 과정을 '어쩔 수 없다'라는 말로 방관하며 몸의 변화를 애써 무시한다. 이런 생각과 문화의 오염 속에서 우리 몸은 정말 괜찮은 걸까. 이걸 극복하지 않고 우리가 건강하게 살아갈 수 있을까?

단언컨대 답은 '아니요'이다. 건강에 대해 그토록 파고들면서도 내가 끝까지 발목 잡혔던 것이 바로 음식에서 도파민을 찾았던 '폭식' 습관이었다. 나에게만 해당하는 일이 아니었다. 환자분들, 소셜미디어에서 만난 분들 모두 하나같이 입을 모아 같은 고민을 털어놨다. 결국 이 생각의 오염을 해결하지 않고는 마치 모래성처럼 매번 무너지며 제자리걸음을 반복할 것이 분명했다. 여기에 관해서는 이 책의 5장에서 조금 더 다루겠지만, 결국 습관은 습관으로 이겨내야 한다. 내가 디톡스를 '매일 하는 양치질'이라고 표현한 이유 또한 디톡스는 습관이 될 때 진정한 위력을 발휘하기 때문이다.

 디톡스 습관을 양치질처럼 매일 실천한다면, 생각의 오염도 몸의 오염도 반드시 변화할 것이다. 10년 넘게 폭식에 시달렸던 내가 치킨과 빵의 중독에서 헤어나올 수 있었던 것도 결국 매일 실천한 디톡스의 힘 덕분이었다. 우리를 위협하는 생각과 문화의 오염에 대해 인지했으니, 이제 우리를 위협하는 실제 독소를 만나러 갈 차례다.

항상 우리와 함께하는
내부 독소

우리 몸에서 '독소'로 작용하는 물질들은 크게 두 가지, '외부에서 들어온 독소'와 '내부적으로 생기는 독소'로 나뉜다. 이번 장에서는 우리 몸 내부에서 지속적으로 생기는 독소들에 대해서 살펴보려고 한다. 대표적인 예를 몇 가지 살펴보자.

30대 중반의 지혜 씨는 높은 간 수치가 염려되어 찾아왔다. 피트니스 대회에 참가할 정도로 탄탄한 근육을 자랑하던 분이었는데, 건강에 대한 관심도 많아 몸에 좋다는 음식만 먹는다고 했다. 그런데 피검사를 해보면 항상 간 수치가 정상 기준치보다 약간 높은 상태가 지속되었다.

"선생님, 저는 지방간도 없고, 이렇게 건강하게 먹는데 도대체 왜

간 수치가 계속 높은 거죠?"

지혜 씨와 조금 더 이야기를 나누다가 그분의 식단에서 원인을 찾

을 수 있었다. 바로 단백질 파우더였다.

단백질 파우더를 과도하게 섭취해서 간 수치가 올라간 사람을
본 적이 있는가?[2] 요즘 헬스를 하는 인구가 늘어나면서 주변에서
꽤 흔하게 볼 수 있는 사례다. 단백질은 근육을 비롯한 우리 몸의
아주 중요한 구성 성분이자, 에너지원으로도 쓰이는 필수적인 영
양소다.

우리는 음식을 통해 단백질을 섭취하는데, 단백질이 몸에서 대
사되고 나면, 일부 독성을 일으킬 수 있는 부분이 남는다. 바로 '암
모니아'다. 이 암모니아는 간의 도움을 받아 빠르게 대사가 되지
않으면 몸에서 독성을 나타낼 수 있다. 간경화와 같이 간 기능이
심각하게 저하된 환자들은 '간성혼수'라는 정신 착란 증세를 겪기
도 하는데, 그 원인 물질 중 하나가 바로 암모니아다. 간은 이런 암
모니아를 비교적 안전한 물질인 '요소$_{Urea}$'로 바꾸며, 이 요소는

* 아미노산의 탈아미노 과정으로 생성되는 포유동물의 단백질 대사의 최종 분해 산물. 암모니아로
부터 간에서 만들어지는 물질이다.

소변을 통해 몸 밖으로 배출된다. 즉, 단백질을 많이 먹는 것 자체가 간의 해독 부담을 증가시킨다는 뜻이다.

가끔 운동을 열심히 하는 사람들 중에는 이 사실을 모른 채, 단백질 파우더를 몸무게에 비해 과도하게 섭취하는 경우가 있다. 앞서 언급한 지혜 씨도 근육을 유지하기 위해 평소 단백질 파우더를 과량 섭취하고 있었다. 우리가 일상에서 당연하게 먹는 단백질조차도 몸에서는 반드시 해독이 필요하다는 사실을 꼭 기억하길 바란다.

또 다른 내부 독소를 살펴보자.

여성호르몬의 대표 주자 에스트로겐은 앞 장에서 언급한 것처럼 올바른 해독과 안전한 배출이 필수적인 호르몬으로, 우리 몸에서 매우 다양하고 중요한 역할을 수행한다.

에스트로겐의 중요성은 여성의 갱년기 증상에서 명확하게 드러난다. 갱년기에 에스트로겐이 부족해지면 홍조가 나타나고, 기분이 처지면서 우울해지기도 하며, 골다공증의 위험이 높아지기도 한다. 즉, 에스트로겐은 체온조절, 뇌 내 신경전달물질의 균형 유지, 골밀도 유지 등의 중요한 역할을 담당한다.[3] 이렇게 활성화된 상태에서 많은 작용을 하는 호르몬인 만큼 적절한 '비활성화'와 배출 또한 필수적이다. 에스트로겐이 제대로 비활성화되지 않거나 배출되지 않을 경우에는 유방암, 난소암 등 심각한 암을 유발할 수 있기 때문이다.[4]

다행히 우리 몸에는 에스트로겐을 안전하게 해독해 몸 밖으로 배출하는 시스템이 존재한다. 바로 간과 장이다. 간은 에스트로겐을 더 이상 활성을 가지지 않는 형태로 바꾸는 일을 한다. 그런데 여기에는 두 가지 운명의 갈림길이 존재한다. 첫 번째 길로 가면 암 발생을 억제하고, 우리 몸에 안전한 쪽으로 에스트로겐을 바꿀 수 있다. 그러나 두 번째 길로 가면 에스트로겐은 오히려 암 발생을 높이는 위험한 물질로 바뀐다. 이 두 가지 운명의 갈림길에서 에스트로겐이 어느 쪽으로 대사되는지에 따라 암 발생의 운명이 좌우된다. (에스트로겐 해독 과정은 매우 다양해서 여기서 다 다루기 어려워 비교적 명확하게 알려진 2번과 4번 과정의 암 발생 관련 작용에 관해서만 짧게 언급했다.)

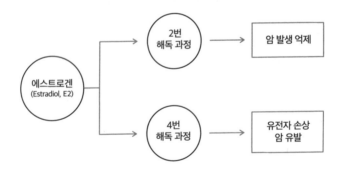

여기서 정말 중요한 질문이 있다. '이 운명의 갈림길을 우리가 선택할 수 있는가'이다. 답은 다행히도 '그렇다'이다. 두 가지 운명의 갈림길 중에서 어느 쪽으로 가게 될지 해독의 방향을 조절하는 방법이 존재한다.

약을 먹어야 하냐고? 그렇지 않다. 앞서 소개한 울트라 그린을 먹는 것만으로 이 방향을 조절할 수 있다. 실제로 울트라 그린, 십자화과 채소를 충분히 섭취한 사람들에게서 유방암, 난소암 위험이 감소했다는 연구가 다수 보고된 바 있다.[5] 뒤에 나올 디톡스 실전 가이드에서 이에 관한 방법을 상세히 안내할 예정이니, 꼭 끝까지 읽어보기를 바란다.

이렇게 간에서 형태가 바뀐 에스트로겐은 소변 혹은 대변으로 배출된다. 그런데 여기서 또 다른 큰 변수가 등장한다. 바로, 우리 장의 상태이다. 장이 잘 움직이는지, 적절한 장내세균이 있는지에 따라 에스트로겐 배출의 운명이 결정된다. 뒤에서 더 자세히 이야기하겠지만, 변비가 심한 사람을 생각해보면 문제점을 바로 알 수 있다. 변비가 심한 사람의 장에서는 기껏 간이 해독해서 내보낸 에스트로겐이 밖으로 배출되지 못하고 몸 안에 머무르게 된다. 반대로 대변을 원활하게 배출하는 사람이라면 에스트로겐 배출까지도 원활하다. 실제로 식이섬유를 많이 섭취한 사람들에게서 혈중 에스트로겐 레벨이 낮았다는 연구 결과들도 있다.[6, 7] 그리고 내게 후기를 보낸 분들 중에도 변비와 생리통이 함께 개선된 경우가 정말 많았다.

이처럼 우리 몸에서 호르몬 하나를 내보내는 데도 간과 장의 적절한 협조가 어우러진 디톡스 과정이 꼭 필요하다. 디톡스 과정의 중요성이 슬슬 체감되지 않는가.

이외에도 정말 다양한 내부 독소들이 있지만, 가장 대표적인 두 가지를 살펴보았다. 그러나 놀라운 사실은 우리 몸은 이 내부 독소뿐 아니라, 수많은 외부 독소를 처리해야 한다는 것이다. 우리 몸이 처리해야 할 외부 독소에는 어떤 것이 있을까. 다음 장에서 하나씩 살펴보자.

소리 없이 우리 몸을
잠식하는 독소

첫 번째로 살펴볼 외부 독소는 바로 중금속이다. 혹시 떠오르는 중금속이 있는가? 아마도 대부분 수은을 떠올리지 않을까 싶다. 유튜브 또는 TV에서, 생선에 수은이 많아서 위험하다는 이야기를 한번쯤은 들어봤을 것이다. 실제로도 환자들에게 중금속 검사를 해보면, 모발과 혈액에서 가장 흔하게 높은 수치를 기록하는 중금속이 바로 수은이다.

생선 중에서도 특히 수은에 많이 오염된 생선이 있는데 어떤 것인지 짐작이 가는가? 그렇다. 바로 참치다. 참치는 대표적으로 수은이 정말 높게 검출되는 생선이다. 하지만 다른 생선들도 있다. 바로 우리가 보신을 위해 먹는 비싼 생선들, 특히 '복어'와 '장어'

가 대표적이다.

식품 중 수은 오염도 및 노출량

대분류	소분류	품목	오염도 (mg / kg)	노출량 (μg/kg b.w./day)
어류	회유어류	연어	0.055	0.000
	해양 어류	가자미	0.064	0.001
		갈치	0.042	0.001
		고등어	0.054	0.005
		꽁치	0.062	0.002
		넙치/광어	0.066	0.002
		대구	0.106	0.001
		동태	0.034	0.001
		명태	0.051	0.001
		뱀장어	0.156	0.003
		복어	0.171	0.001
		볼락/조피볼락	0.093	0.001
		삼치	0.031	0.000
		아귀	0.06	0.001
		임연수어	0.055	0.000
		조기	0.056	0.002
		참돔	0.141	0.001
		홍어	0.129	0.002
		먹장어(꼼장어)	0.703	0.001
	심해상 어류	상어	0.996	0.001

출처: 식품의약품안전처. 식품의 중금속 기준규격 재평가 보고서

이 표는 식품의약안전처에서 고시한 생선의 수은 함량인데, 특히 꼼장어의 수은 함량은 정말 어마어마할 정도다. 이외에도 복어, 참돔, 홍어 같은 큰 생선들에는 다른 작은 생선들에 비해 훨씬 많은 양의 수은이 포함되어 있는 것을 볼 수 있다. 이런 큰 생선류를 특히 많이 먹는 사람 중에는 업무 때문에 일식집에 자주 가는 40~50대 남성이 많은데, 검사를 해보면 이들의 모발과 혈액에서 수은 수치가 높게 측정되는 경우가 정말 많았다.

그런데 수은 수치를 높이는 원인에는 생선 외에도, 아주 중요한 복병이 있다. 바로 아말감이다. 거울로 치아를 한번 들여다보라. 과거에는 충치 치료를 할 때 수은으로 된 아말감을 쓰는 경우가 있었다. 당시에는 아말감이 나쁘다는 인식이 없어 치료에 사용되었는데, 안타깝게도 아말감으로 때운 치아는 우리 몸에 미세한 양의 수은을 매일 방출하는 오염원이 된다. 아말감이 있는 치아로 음식을 씹을 때마다 소량의 수은이 조금씩 몸으로 새어들어 오는 것이다. 그래서 이분들에게 중금속 검사를 해보면 모발과 혈액에서 수은이 높게 검출되는 경우가 많다.

실제로 외국의 기능의학 강의나 학회에서 '독소' 관련 주제가 나오면, 맨 처음으로 나오는 이야기 중 하나가 '아말감을 없애라'는 것이다. 그런데 여기까지 이야기를 듣고 나면 '생선을 안 먹고 사는 사람 없고, 아말감을 한두 명이 한 것도 아니지 않냐, 다 별 문제

없이 사는 거 같은데 수은이 대수냐' 하는 생각이 들 수도 있다. 나도 그랬었다. 그랬던 나에게 경각심으로 눈을 번쩍 뜨게 해준, 절대 잊어버릴 수 없는 수은에 관련된 일화를 소개하려고 한다.

한창 중금속에 관해서 공부하던 시절 『수은 중독Mercury Poisoning』 (군자출판사, 2020)이라는 책을 읽게 되었다. 외국 저자가 쓴 책을 한국의 응급의학과 전문의가 번역했는데, 그 책의 번역자 서문을 읽고 받았던 충격은 아직도 잊을 수가 없다.

이 책의 번역자는 응급의학과 의사이자 세 명의 아이를 키우는 엄마였다. 첫째와 셋째는 건강하게 잘 크고 성장하는데, 안타깝게도 둘째는 발달장애를 가지고 있었다. 엄마이자 의사로서 내 아이의 발달장애를 나아지게 할 수 있는 방법이 없을까, 얼마나 간절하게 고민했을지 그저 짐작만 해본다. 수많은 병원을 다녀보았지만, 병원에서는 어쩔 수 없다는 말만 되돌아왔다. 그럼에도 이 선생님은 포기하지 않고 둘째를 돕기 위해 공부를 지속했다. 그러던 중 발견한 발달장애의 원인 중 하나가 '수은 중독'이었다. 임신 당시 엄마가 높은 농도의 수은에 노출될 경우, 엄마의 체내 수은이 탯줄을 통해 아이에게 전달될 수 있다는 것이다.

관련된 사건을 찾기 위해 이전 기억을 되돌아보니 자신의 치아에 아말감이 있었는데, 그 아말감을 레진으로 교체한 적이 있었다. 그런데 하필 아말감을 레진으로 교체했던 시기가 둘째를 임신

한 시기와 겹쳤던 것이다. 아말감을 교체하는 시술 과정에서는 상당량의 수은이 증기 형태로 나오게 되는데 이때 임신을 하게 된 것이다. 이 과정에서 엄마의 몸에 흡수된 수은 중 일부가 아이에게도 영향을 미쳤던 것이 아닐까 추측해볼 수 있다. 수은은 특히 신경세포에 영향을 많이 미치는데, 신경세포의 경우 재생이나 회복이 쉽지 않아 해독을 하더라도 완전히 정상적인 상태로 되돌아가기는 어렵다.

결혼과 출산에 대한 계획을 세우고 있던 나에게 이 이야기는 정말 큰 충격으로 다가왔다. 이 일화를 접하고, 수은에 대해 더 공부하면서 찾아보니 관련된 연구 결과가 정말 많았다. 아이가 수은에 높은 농도로 노출될 경우 자폐, ADHD 등의 위험성이 증가한다고 말하는 결과들이 다수였다.[8, 9]

조금 더 찾아보니, 수은의 독성은 임산부나 태아에게 국한되지 않고 성인에게도 마찬가지로 작용했다. 수은이 몸에 미치는 영향은 너무나 넓고 다양한데, 이 때문에 수은 중독 환자들은 원인을 특정할 수 없는 '괴질', 혹은 '난치병'으로 고생하는 경우가 많았다.

수은의 독성은 왜 특정 부분이 아니라 우리 몸 전반에 영향을 미칠까? 그 이유는 수은이 독성을 나타내는 원리를 들여다보면 알 수 있다. 수은은 특정 장기를 타깃으로 삼아 망가뜨리는 것이 아니라, 몸 전체의 항산화 시스템을 담당하는 '셀레늄(Se)'의 역할을 방해한다.[10] 즉, 하나의 장기가 아니라 몸 전체의 기능이 영향을 받는다. 수은의 독성 중 가장 잘 알려진 것이 '신경독성'인데, 이는 신경세포가 가장 재생이 덜 되기 때문에 똑같이 영향을 받더라도 가장 빨리 증상이 드러나기 때문인 것으로 추측하고 있다.

무시무시하지 않은가. 중금속에 대한 공부를 하면 할수록 우리 몸에 증상이 나타나기 전에 중금속 해독이 필요하다는 사실을 깨달을 수밖에 없었다. 하지만 중금속 해독에 대해 살펴보기 전에 알아둬야 할 중금속이 하나 더 있다.

바로 비소다. 비소는 수은만큼 알려져 있진 않지만, 흔하기로는 수은 못지않다. 식품의약안전처에서 제공한 비소의 오염원을 살펴보자.

식품 대분류별 비소 오염도

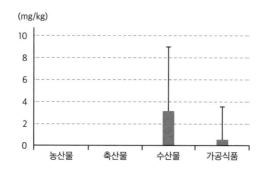

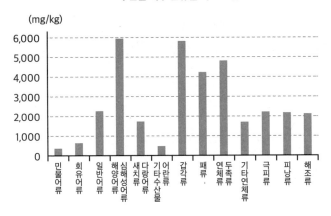

수산물 세부 분류별 비소 오염도

출처: 식품의약품안전처. 비소 위해 평가 보고서(2016)

　그래프를 참고해보면 오염도가 가장 높은 음식은 역시나 수산물이다. 그중 심해성어류, 갑각류, 두족류, 패류에서 오염도가 높은데 실제 임상에서도 게, 랍스터 같은 갑각류나 조개류를 먹은 환자들의 비소 수치가 높게 검출되는 경우가 많았다. 그런데 비소의 종류로는 조금 덜 나쁘고 빨리 배설되는 비소(유기비소)와 조금 더 나쁘고 배설이 안 되는 비소(무기비소)가 있다.

　앞에서 말한 해산물에 포함된 비소는 유기비소인 경우가 대부분이나, 무기비소가 다량 포함되어 있어 꼭 주의해야 할 식품이 있는데, 바로 톳이다.

해조류의 무기비소 함량

식품	무기비소 함량(mg/kg)				
	연구연도	건수	평균	최소	최대
김	2007	29	N.D	N.D	N.D
	2012	53	N.D	N.D	N.D
미역	2007	30	N.D	N.D	N.D
	2012	60	N.D	N.D	N.D
다시마	2007	29	N.D	N.D	N.D
	2012	45	N.D	N.D	N.D
파래	2007	-	-	-	-
	2012	50	N.D	N.D	N.D
매생이	2007	-	-	-	-
	2012	50	N.D	N.D	N.D
톳	2007	29	3.371	1.463	8.225
	2012	26	2.109	0.258	4.825
모자반	2007	-	-	-	-
	2012	15	5.347	4.614	6.009

출처: 식품의약품안전처. 식품의 중금속 기준 규격 재평가 보고서
N.D = Not Detected(검출되지 않음)

다른 해산물과 달리 톳에는 위험한 비소인 무기비소가 다량 포함되어 있다. 한때 해초 다이어트로 유명했던 톳이지만, 중금속 측면에서 보면 절대 권하고 싶지 않은 식품이다. 중금속을 최대한 제거하고 먹기 위해서는 톳을 1시간 이상 물에 불린 후, 끓는 물에

5분 이상 데쳤다 섭취하는 과정이 필수적이라고 하니, 톳을 먹게 되다면 이 정보를 꼭 기억하길 바란다.

그러면 해산물을 안 먹으면 되는 게 아니냐고 물을 수도 있겠다. 안타깝게도 우리의 지구는 바다만 중금속으로 오염된 것이 아니다. 토양이 물에 닿아 오염되면 농산물이 오염되고, 농산물을 먹고 자란 축산물들도 오염될 수밖에 없는 것이 현실이다.

한 사람의 하루 비소 노출량에 어떤 식품이 가장 큰 기여를 하는지를 살펴보면, 수산물이 60%로 가장 높지만, 나머지 40%는 농산물과 가공식품에서 비롯된다.[11] 그러니 굶고 살지 않는 이상 몸에 들어온 중금속을 잘 빼내는 것 외에는 선택의 여지가 없다.

우리가 먹는 쌀에도 비소가 상당량 포함되어 있다는 사실을 혹시 알고 있는가? 쌀은 그램당 비소 함유량 자체는 적지만 우리가 먹는 쌀의 양이 워낙 많기 때문에 쌀로 섭취하는 비소의 양도 상당한 비중을 차지한다.

비소의 독성 또한 다양하게 연구되었는데, 산모가 비소에 높은 농도로 노출되었을 때 아이들의 인지 능력이 떨어진다는 연구도 발표된 바 있어 우리에게 경각심을 준다.[12]

성인에게서 나타나는 비소의 독성 중에 가장 잘 알려진 것 또한 신경독성이다. 중국의 77개 마을에서 만성적으로 비소에 노출된 사람들을 조사한 결과, 두통, 피로, 현기증, 불면증, 악몽, 사지의 감각이상 등의 증상이 관찰된 사례가 있다.[13] 여기서 비소 독성으로 언급된 증상들을 다시 한 번 살펴보자. 굉장히 애매모호한 증상들이라는 공통점이 있다. 이 때문에 환자들은 제대로 된 원인을 찾지 못하고, '왜 이렇게 피곤하지', '왜 잠을 못 자지' 하면서 비소라는 가시를 몸에서 뽑지 못한 채 엉뚱한 치료를 받게 되는 경우가 많을 수밖에 없다.

최근에는 비소의 노출량에 비례하여 인지기능저하 및 알츠하이머병(치매) 발생 가능성이 증가했다는 연구와[14] 불임과의 연관성을 밝힌 연구[15, 16]도 있었다. 심지어 우리가 콜레스테롤만이 원인이라고 생각하는 심혈관계 질환도 납, 카드뮴, 비소와 같은 중금속이 영향을 미친다고 보고된 바 있다.[17] 더 중요한 것은 이렇게 보고된 일부 결과들조차도 빙산의 일각에 불과하고 우리가 파악하지 못한 여러 가지 독성이 있을 가능성이 높다는 사실이다.

성조숙증과 유방암의 원인

최근 자녀의 이른 성적 발달로 고민하는 부모들이 정말 많다. 이제 갓 초등학교에 입학한 1학년 여자아이들이 가슴이 발달하고, 초등학교 2, 3학년이 되면 생리를 시작한다. "2차 성징이 빠르면 키가 안 큰다던데…"라는 걱정을 가진 부모들은 자녀를 데리고 병원에 가서 호르몬 치료를 한다.

'폭증'이라는 말로 밖에 설명할 수 없는 우리나라의 '성조숙증'에 관한 이야기다. 성조숙증은 남아 기준 만 9세, 여아 기준 만 8세 이전에 2차 성징이 나타나는 것을 말한다.

폭증이란 과연 어느 정도를 말하는 걸까. 2008년과 2020년의 한국의 성조숙증 진단 결과를 비교해서 살펴보자. 여자아이를 기준으로 하면 무려 16배가 증가했다. 2008년에는 1000명의 여자아이 중 1명 있을까 말까 했던 성조숙증이 2020년에는 무려 14명이 넘게 진단되고 있다. 대체 어떤 병이 12년 만에 16배가 증가한다는 말인가.

그런데 나는 이 연구의 나머지 결과를 보고 할 말을 잃고 말았다. 바로 남자아이의 성조숙증 유병률에 관한 결과였다.[18] 성조숙증의 경우 남자아이보다 여자아이의 유병률이 높다. 그리고 여자아이의 성조숙증 증상인 가슴 발달, 생리 시작 등은 부모가 쉽게 관찰할 수 있어서 진단되는 비율이 높다. 반면 남자아이의 성조숙증은 여자아이에 비해 적은 편이기도 하지만, 가장 중요한 문제는 첫 증상이 '고환의 부피 증가'라는 점이다. 남자아이를 키우는 부모님들이 매번 고환의 크기를 재는 것도 아니고, 일반적으로 부모가 판단하기 굉장히 어려운 증상이다. 그래서 이후 성조숙증이 더 진행되어 음모가 나고, 키가 갑자기 커질 즈음에 발견되는 경우가 많다.

이렇게 여아에 비해 흔하지 않고, 진단이 어렵고, 늦게 진단되는 경우가 많다는 걸 염두에 두고 남자아이의 성조숙증 통계 자료를 다시 살펴보자. 2008년을 기준으로 10만 명의 0~9세 남자아이 중 성조숙증이 진단된 경우는 1.2명 수준으로 매우 낮았다. 그런데 2020년의 결과는 판이하게 달랐다. 2020년 0~9세 남자아이 중 성조숙증을 진단받은 아이는 10만 명당 100명으로, 무려 83배가 증가했다. 아연실색하지 않을 수 없는 결과다.

12년 만에 한국인의 유전자에 엄청난 돌연변이가 생긴 것도 아닌데, 대체 이 엄청난 성조숙증의 증가는 뭘로 설명해야 하는 걸까. 명확한 원인이 밝혀진 것은 아니지만, 가장 중요한 원인으로 '비만'과 '환경호르몬'을 지적한다. 즉, 12년 동안 성조숙증의 폭증을 가져온 건 아이들에게 노출된 음식과 환경이라는 것, 성조숙증이라는 문제에서 '제거해야 할 가시'는 음식과 환경이라는 것을 유추해볼 수 있다.

그런데 성조숙증 자녀를 둔 부모님은 어떤 치료를 하고 있을까? 아이들의 음식과 환경을 바꾸고 있을까? 안타깝게도 그렇지 않다. 이 아이들 대부분은 병원에 가서 호르몬 치료를 한다. 뇌에 작용하는 특정 호르몬을 넣어 성조숙증을 늦추는 것이다. 이 방법이 잘못되었다는 것도, 효과가 없다는 것도 아니다. 다만, 근본적인 원인에는 아무 관심도 두지 않고, 그저 증상 중 하나일 뿐인 성조숙증에만 관심이 쏠려 '원인 치료'를 하지 못하고 있다는 현실이 문제이다.

이미 엉덩이에 큰 가시가 박혀 몸의 호르몬 체계를 다 변화시키고 있는데, 억지로 성조숙증만 늦춘다고 그 가시의 악영향을 다 막아낼 수 있을까? 그렇지 않다는 것을 내 진료실에서도 자주 목격한다.

그 증거가 바로 다낭성난소증후군 환자의 폭증이다. 2010~
2019년 동안 한국인에게 다낭성난소증후군이 얼마나 발생했는
지 조사한 논문 결과를 보면, 2019년의 다낭성난소증후군 환자
수는 2010년의 3.6배에 달하는 것을 확인할 수 있다.[19]

이 증가세는 무엇을 의미할까? 다낭성난소증후군 환자들이 가
장 처음 맞닥뜨리는 증상은 '불규칙한 생리 주기'다. 불규칙한 생
리가 지속되면 병원을 찾게 되는데, 이때 초음파나 피검사 결과
난소에 난포가 여러 개 생겨 있거나 남성호르몬이 증가했을 경우
다낭성난소증후군으로 진단한다. 여드름, 다모증 등의 다양한 증
상들이 나타날 수 있지만, 특히 임신을 원할 때 가장 큰 문제가 된
다. 다낭성난소증후군 환자들은 우리 몸의 호르몬 시스템 교란에
의해 '배란'이 잘 되지 않아 생리가 불규칙해진다. 배란이 안 된다
는 건 난자의 성숙이 제대로 이루어지지 않는다는 의미인데, 이는
임신이 어려울 수 있다는 뜻이다.

문제는 이 다낭성난소증후군 환자의 수가 증가하고 있다는 점,
특히 20대 젊은 여성에게서 증가하고 있다는 점이다. 사실 진료실
에 있으면 점점 더 어린 환자들이 증가한다는 사실을 체감하게 된
다. 병원에 내원한 고등학교 2~3학년 친구들이 생리가 불규칙하
고 여드름이 많이 생겼다고 해서 검사를 해보면 다낭성난소증후

군인 경우가 많았다. 이 친구들에게 아주 흔하게 발견되는 공통적인 결과가 있었는데 바로 '높은 환경호르몬 수치'이다.

성조숙증의 폭증, 다낭성난소증후군의 증가, 그리고 이 환자들에게서 검출되는 환경호르몬. 나는 진료실에서 환경호르몬이라 불리는 것들이 우리 삶에 미치는 영향을 조각조각 보고 있었던 것이다.

섬뜩해진 나는 독소에 대해 조금 더 찾아보기 시작했다. 대체 환경호르몬이란 어떤 것일까. 사실 그 종류와 수는 수십만 가지가 넘는다. 여기서는 그중에서 연구가 많이 진행된 몇 가지 물질에 대해서만 간단히 언급하려고 한다.

가장 대표적인 환경호르몬으로는 프탈레이트Phthalate, 파라벤Paraben, 과불화화합물PFOA, PFOS, 비스페놀Bisphenol 등이 있다. 이름이 어렵지만 중요한 것은 이 물질들이 우리 몸에 들어와서 하는 역할이 무엇인지 알아두는 것이다. 이 물질들은 우리의 호르몬과 비슷한 구조를 가지고 있어 체내 호르몬 시스템을 교란할 수 있다.[20] 실제로 프탈레이트는 성조숙증, 불임 발생 증가 등 성호르몬과의 연관성 외에도 성인의 비만, 당뇨와도 연관성이 있다고 보고된 바 있고[21], 과불화화합물은 유방암의 발생 위험을 높인다는 보고가 있다.[22]

이 물질들이 우리 주변에 얼마나 흔한지를 알면, 또 한 번 놀라게 될지 모른다.

프탈레이트는 딱딱한 플라스틱을 말랑말랑하게 만들 수 있는 대표적인 물질이다. 그래서 아이들의 장난감이나 가구에 아주 많이 사용된다. 또한 향을 내는 디퓨저, 향수, 방향제에도 아주 흔하게 사용된다.

파라벤은 가공식품이나 화장품의 방부제로 흔하게 쓰이는 물질이다. 유해성이 알려져 일부 화장품에서는 '파라벤 프리'를 내세우지만, 여전히 가공식품의 방부제로 흔하게 쓰이고 있다.

과불화화합물은 코팅 팬에 사용되는 물질이다. 코팅 팬에 흠집이 났다면 망설이지 말고 버리길 바란다. 그 흠집을 통해 과불화화합물이 용출되어 우리 몸으로 흘러 들어온다.

비스페놀은 영수증에 있는 유해물질로 알려져 있다. 하지만 영수증뿐 아니라 플라스틱 용기, 젖병에까지 사용되고 있는 물질이다. 그중에서도 유해성이 가장 많이 알려진 것이 비스페놀A$_{BPA}$이다. 그 영향으로 인해 최근에는 'BPA 프리'를 내세워 '환경호르몬 없는 제품'으로 차별화를 시도하기도 한다. 과연 이 제품들은 안전한 걸까? 실정을 조금만 더 살펴보면 'BPA 프리'를 내세운 플라스틱 제품들은 BPA만 들어가지 않을 뿐, 구성만 약간 다르고 같은 성질을 가진 비스페놀F$_{BPF}$, 비스페놀S$_{BPS}$ 같은 물질을 대신 쓰는 경우가 많다.

이런 실정이다 보니, 향을 좋아하고 가공식품, 배달 음식을 좋아하는 사람들에게서 환경호르몬 검사를 해보면, 정말 높은 수치를 목격하게 된다. 게다가 'BPA 프리' 유행의 영향인지, 환자들의 검사 결과상 비스페놀S가 검출되는 경우가 많았다.

우리는 일상에서 너무나도 다양한 경로를 통해 환경호르몬에 노출되고 있다. 하지만 조금만 경각심을 가지고 생활하면 충분히 그 사용을 줄여나갈 수 있다. 내 아이의 정상적인 키 성장과 성적 발달, 그리고 미래의 부모가 될 수 있도록 돕는 일 모두에 환경호르몬과 디톡스 시스템이 연결되어 있다는 점을 부디 꼭 기억하길 바란다.

밀가루를 먹지 말아야 할
또 하나의 이유

중금속, 환경호르몬 외에 자연적으로 잘 분해되지 않고 잔류하며, 생태계의 먹이사슬을 통해 농축되는 아주 끈질긴 독소가 하나 있다. 물보다는 '기름'과 친한 이 끈질긴 독소들을 통칭하여 잔류성 유기오염물질Persistent organic pollutants, POPs이라고 한다. 가장 대표적인 것이 바로 제초제와 살충제, 즉 농약이다. 이런 잔류성 유기오염물질은 생태계 상위 포식자들에게 높은 농도로 존재하는데, 암, 기형, 면역계 교란, 중추신경계 손상 등의 다양한 문제를 일으키는 것으로 알려져 있다.

다양한 제초제와 살충제가 지구 곳곳에서 사용되고 있지만 이번 장에서는 가장 잘 알려지고 흔한 농약 중 하나인 '글리포세이트Glyphosate'에 대해 언급하고자 한다.

혹시 빵을 먹을 때, 빵이 우리 밀로 만들어졌는지 수입 밀로 만들어졌는지 확인해본 적이 있는가? 우리나라의 밀 자급률은 1% 내외다. 즉, 우리가 먹는 밀가루의 99%가 수입 밀이라는 뜻이다.

우리나라의 주요 밀 수입국인 미국의 경우 밀을 대량 생산하는데, 이때 가장 많이 쓰는 농약이 '라운드업Roundup'이다. 이 농약의 주성분이 바로 글리포세이트이다. 이 농약은 밀을 심고 키울 때뿐 아니라, 밀을 수확하기 전 마지막 성장 스퍼트를 유도하기 위해 대량으로 살포되기도 한다. 이렇게 추수된 밀에는 도대체 얼마나 많은 글리포세이트가 포함되어 있을까.

글리포세이트는 혈액암, 만성신장병, 신경독성 등 다양한 문제를 일으킬 수 있는 것으로 알려져 있다.[23, 24, 25] 실제로 돼지에게 글리포세이트를 다량 사용한 밀로 만든 사료를 먹였더니 얼굴이 두 개 달리거나, 다리가 발달하지 않는 등 각종 기형 돼지들이 태어나기도 했다.

더 무서운 사실은 사료를 바꾸자 더 이상 기형 돼지가 태어나지 않았다는 것이다. 이러한 문제가 비단 돼지에게만 일어나는 일일까. 임신 중 글리포세이트에 많이 노출될수록 아이의 자폐 가능성이 높아졌다는 리포트도 있다.[26] 또한 최근 자폐스펙트럼 장애로 진단받는 아이들이 증가하고 있는 것 또한 우연은 아닐 것이다.

하지만 글리포세이트를 만드는 거대 기업들은 악영향을 보고한 연구의 신빙성을 깎아내리고, 심지어 '소금'만큼 안전하다고 말하기도 한다.

명확한 연구 결과가 나오지 않았기 때문에 안전하다고 안심하기에는 이미 세상은 너무 왜곡되었다. 연구 결과마저 거대 기업들과 관련 산업의 이익에 의해 변질되는 것이 현실이다. 글리포세이트뿐이겠는가. 다양한 기전으로 생물을 죽일 수 있는 제초제, 살충제가 인간의 몸속에서는 어떤 악영향을 미치는지, 우리는 미처 다 알고 있지 못할 뿐이다.

우리가 할 수 있는 일은 경각심의 불씨를 켜두는 것 뿐이다. '허가를 받았다니, 안전하겠지', '남들도 다 먹고 사는데 괜찮겠지' 에서 '이런 문제들이 있다는데 조심해야지' 정도의 경각심만 가져도 충분하다. '조심해야 한다는 인지'야말로 이 오염된 지구 속에서 압도당하지 않고, 우리 몸을 지킬 수 있는 유일한 길이기 때문이다.

| 당독소 |

당신이 치매에 걸리는 이유

쫀득하고 바삭하게 기름에 튀겨진 탕수육, '겉바속촉' 크루아상, 바삭하고 짭짤한 치킨. 생각만해도 군침이 돌지 않는가? 나도 한때 정말 사랑했던 음식들이다. 단백질이나 지방에 당을 첨가해 고온 조리하면 생성되는 '최종당화산물Advanced glycated end products, AGEs'*을 '당독소'라고 부른다. 이 당독소를 만드는 과정을 '마이야르 반응' 이라고 부르는데, 음식을 맛있게 만드는 요리법으로 들어본 사람 도 있을 것이다. 고온에서 물기 없는 고기를 튀기듯 구우면 생기는

●   단백질과 지방이 당과 결합해 형성되는 물질. 음식을 고온에서 조리하는 과정에서 많이 생성되 며, 신체의 여러 부위에 축적되어 산화 스트레스와 염증을 유발할 수 있다.

바삭바삭한 변화, 에어프라이어, 오븐, 튀김기 등이 바삭바삭한 식감과 함께 열심히 만들어내고 있는 것이 바로 당독소. 이 음식들이 나의 기억력을 위협하는 치명적인 당독소들이라는 걸 알기 전까진 나도 이 반응들이 만들어내는 감칠맛과 식감을 참 좋아했다.

영화 〈어벤져스〉에서 토르 역할을 맡았던 배우 크리스 햄스워스를 아는가? 한창 전성기를 구가하던 그가 돌연 은퇴를 한다는 소문이 퍼졌던 때가 있었다. 그가 출연하던 TV 프로그램에서 시행한 유전자 검사에서 특이한 점이 발견되었다. 인간의 유전자는 엄마에게 받은 것 1개, 아빠에게 받은 것 1개, 총 2개씩 쌍을 이룬다. 그에게서 발견된 것은 APOE4라는 특이한 유전자였다. 이 유전자가 1개 있으면 알츠하이머병이 발생할 위험이 3배 증가하고, 2개 있으면 그 위험이 무려 12배가 증가한다.[27] 그런데 크리스 햄스워스는 이 유전자가 2개나 있었다.

도대체 이 유전자가 있으면 무엇 때문에 치매 위험이 높아지는 걸까? 그 원인이 바로 당독소다. 당독소는 신경세포에서 염증을 유발하고, 기능을 떨어뜨리며, 결국은 죽음에 이르게 하는데, APOE4라는 유전자가 있으면 당독소가 남들보다 더 많이 생겨 치매 위험이 높아지는 것이다.[28, 29, 30]

안타깝게도 나 역시 APOE4 유전자를 1개 가지고 있다. 이 유전자가 있다는 사실 자체는 내 행동에 큰 영향을 주지 못했다. 그저 치매 위험이 높으니 건강하게 먹고 살아야겠다 정도만 생각했을 뿐이었고, 여전히 이따금씩 좋아하던 닭강정과 꿔바로우를 먹었다. 그런데 변화는 다른 곳에서 시작되었다. 이 유전자의 작동 방식이 '당독소'라는 것, 당독소야말로 치매 발병에 강력한 위험인자라는 것을 알게 된 그날부터 나는 달라졌다. 치킨과 탕수육의 바삭바삭함이 생각날 때마다 60세에 치매를 앓고 있는 내 모습이 함께 떠올랐다. 이 당독소들이 내 1년치 기억을 삭제시키는 게 아닐까 하는 생각까지도 들었다. 그제서야 바삭바삭한 음식들이 더는 '행복'이 아니라 '불행의 씨앗'으로 인식되기 시작했다.

아는 게 병이라고? 물론 그 이야기도 자주 듣는다. 하지만 이걸 모르고 살던 내가 60세에 계속 기억력이 떨어져 병원에 갔는데, 이미 치매가 진행되고 있다는 이야기를 듣는다면? 그때는 30대의 내가 이 사실을 알지 못한 걸 얼마나 후회할까. 나는 진심으로 이 지식들을 알게 된 걸 내 인생의 가장 큰 축복으로 생각한다.

그렇다면 이 유전자가 없는 사람들은 괜찮은 것일까? 만약 괜찮았다면 이 주제를 다루지 않았을 것이다. 실제로 이 유전자는 꽤 흔하다. 우리나라 사람 10명 중 1명은 이 유전자를 가지고 있다.[31]

중요한 사실은 이 유전자가 늘어나는 것도 아닌데, 우리나라 치매 환자 수는 급격히 증가하고 있다는 것이다. 숫자로 보면 정말 충격적인데, 2006년 1년 동안 새롭게 진단된 치매 환자가 3만 명 정도였던데 비해 2015년에는 12만 명이 치매로 진단받았다. 누적 유병 환자 수를 보면, 2006년에는 5만 명 정도였던 치매 환자 수가 2015년에는 44만 명으로 급증했다.

우라나라의 연도별 알츠하이머병 발생률 및 유병률

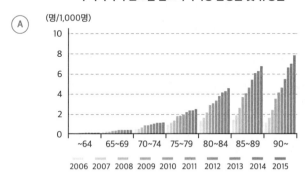

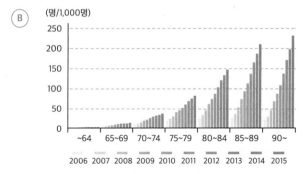

A **치매 발생률**, B **치매 유병률(2006~2015)**[32]

알츠하이머병, 즉 치매의 급격한 증가 속에서 우리가 알아야 할 것은 단순히 내가 APOE4를 가지고 있는지 여부가 아니다. 이 유전자가 있다고 무조건 치매가 발생하는 것도 아니고, 없다고 치매가 발생하지 않는 것도 아니다. 그보다 중요한 것은 '당독소'에 많이 노출될수록 치매 위험이 증가한다는 사실, 그리고 당독소에 대한 노출을 우리가 조절할 수 있다는 사실이다. 당독소의 위험성을 제대로 인지하지 못하고, 바삭바삭한 식감을 위해 에어프라이어를 애용하며 산다면, 당신의 뇌가 온전하게 건강한 상태를 유지하기는 매우 어려울 수 있다.

치매에 걸릴 위험만으로 튀김과 베이커리류를 포기할 수 없는 사람을 위해 더 이야기해보려 한다. 당독소는 '노화의 상징'이기도 하다. 보송보송했던 아기 피부가 쭈글쭈글하고 탄력 없는 노인의 피부로 변화하는 것도 당독소로 인한 단백질의 변성 과정이다.[33]

피부만 그런 것이 아니다. 혈관도 변하고, 눈도 변하고, 신장도 변하고, 심장도 변한다.[34, 35, 36] 이 과정을 가속화시키고 싶다면, '세월'이라는 독소 외에 당독소가 가득 든 음식을 몸에 넣으면 된다. 당독소는 당뇨, 심혈관질환, 신장질환, 암, 치매, 파킨슨 등 거의 모든 만성질환과 연관성이 있다는 사실이 연이어 밝혀지고 있다.[37]

이제껏 무심코 먹었던 음식들을 조금은 다르게 볼 수 있는 시각이 생겼기를 바란다. 물론 한번에 변하기는 어렵다. 하지만 지금 알게 된 여러 가지 독소들에 대한 경각심이 당신의 10년 후, 20년 후의 모습을 바꾸어놓는 전환점이 되어줄 것이다.

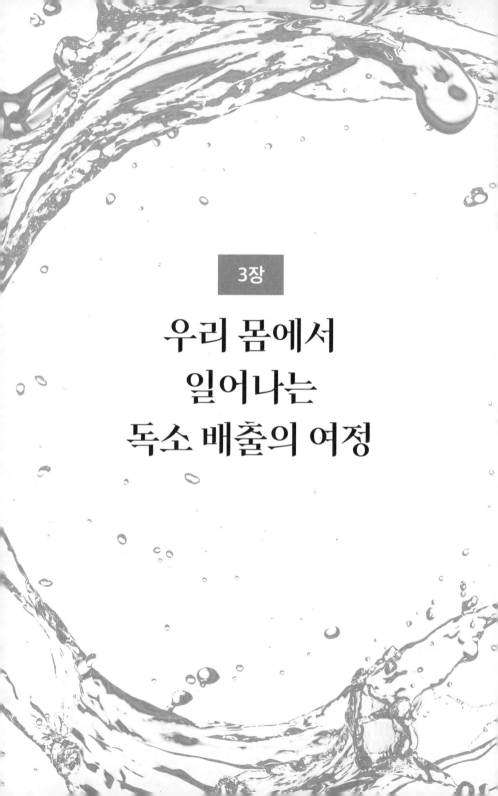

3장

우리 몸에서
일어나는
독소 배출의 여정

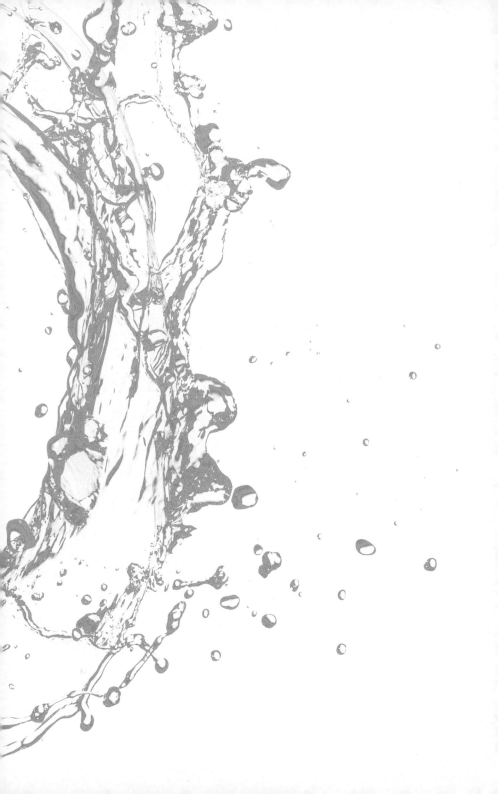

원활한 독소 배출이 주는
건강 주도권

2장에서 우리는 '헉!' 소리가 날 정도로 많은 독소에 대해 이야기했다. 하지만 이 독소들에 압도당할 필요는 없다. 우리는 이렇게 많은 독소에 노출되고 있음에도 살아 숨쉬고 있다.

그러나 안도감을 살짝 느끼다 보면, 곧 '피로감'이 찾아온다. '대체 뭘 어쩌라는 말인가'라는 말을 속으로 하고 있을지도 모르겠다. 나도 마찬가지였기 때문에 너무나도 이해가 간다. 하지만 나는 '이걸' 알게 되고 독소에 대한 태도가 180도 변했다. 바로 이 독소들을 처리하는 내 몸의 '디톡스 시스템'에 대한 이해였다.

이전에 독소는 '내가 어떻게 할 수 없는 불가항력적인 외부의 해악'으로 다가왔다. 그런데 몸의 디톡스 시스템을 이해하고 난 이후 독소는 '내 몸을 도와 적극적으로 내보내야 할 것'으로 바뀌었다. 내가 할 수 있는 부분이 생기니, 독소 배출에 대한 주도권까지도 나에게로 넘어오게 되었다. 이 해독 혁명을 통해 전달하고자 하는 것도 디톡스 시스템에 대한 이해, 그리고 이를 통한 우리의 '건강 주도권' 회복이다.

이번 장에서는 우리 몸의 디톡스 시스템을 안내하려고 한다. 딱딱한 설명 대신, 독소들이 우리 몸의 어떤 부분에서 어떻게 처리되어 어디를 통해 나가는지 하나의 여행처럼 볼 수 있도록 구성했다. 독소의 입장에서 디톡스 시스템이라는 여행을 떠나보자.

독소 배출의 여정

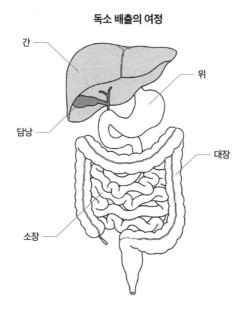

해독을 위한
우리 몸의 거대한 필터

'해독'하면 떠오르는 장기가 있는가? 아마 많은 분들이 '간'을 떠올렸을 것이다. 술 마시는 사람들의 간이 술을 해독하느라 얼마나 고생을 하는지, 이미 많은 분들이 알고 있다. 그런데 우리가 알고 있는 해독은 여기서 멈춘다.

우리가 알고 있는 간의 역할은 빙산의 일각일 뿐이다. 우리의 간은 술 외에도 정말 많은 물질들을 해독해낸다.

그렇다면 우리 몸에서 해독해야 할 물질은 어떤 것들이 있을까.

쉽게 두 가지를 떠올려볼 수 있다. 음식을 비롯해 외부에서 들어온 것들, 그리고 몸 안에서 만들어진 노폐물들이다. 실제로 간은 이 모든 물질들을 해독해내고 있는데, 이것은 간을 통해 흐르

우리 몸의 거대한 필터, 간

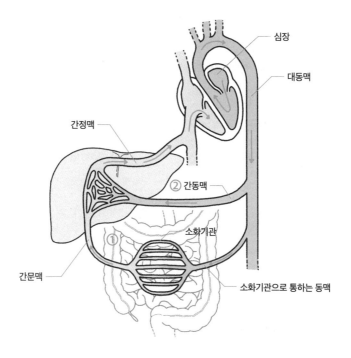

는 혈액의 흐름을 보면 조금 더 명확하게 알 수 있다.

음식을 비롯해 외부에서 들어온 물질들이 1차적으로 거치게 되는 통로는 위와 장이다. 소화 과정을 통과한 이 외부 물질들은 장을 통해 흡수된다. 그런데 이 물질들을 바로 우리 몸으로 보내도 되는 걸까? 여기에 뭐가 들어 있는 줄 알고 바로 몸으로 보낸다는 말인가. 몸으로 이동하기 전, 이 물질들은 우리 몸의 필터 역할을 하는 간으로 먼저 보내진다. 그래서 우리 몸의 혈액 흐름은 장에서 간으로 이어져 있다. 이렇게 간의 필터 시스템을 통과하고 나면, 그제서야 심장으로 이동해서 우리 몸으로 퍼질 준비를 하게 된다. 앞의 그림에서 ①로 표시된 장 → 간문맥 → 간 → 간정맥 → 심장으로 이어지는 혈액 흐름을 살펴보면 잘 이해할 수 있다.

우리 몸은 이렇게 밖에서 들어온 영양분을 받아서 일을 한다. 그런데 이 과정에서는 언제나 '노폐물'이 발생한다. 또한 세포들이 노화되면서 발생하는 노폐물도 있다. 이 물질들이 계속 혈액을 떠돈다면 어떻게 될까? 혈액은 노폐물 덩어리가 될 것이다. 이를 방지하기 위한 중간자가 있으니, 또다시 간이다. 간은 우리 몸 곳곳에서 사용이 끝난 노폐물들의 분리수거를 담당한다. 버릴 건 버리고, 다시 쓸 수 있는 건 우리 몸이 다시 사용할 수 있도록 심장으로 돌려 보낸다. 그림에서 ②로 표시된 간동맥 → 간 → 간정맥 → 심장으로 이어지는 혈액 흐름을 참고해서 살펴보자. 간이 얼마나 중요한 중간자 역할을 하고 있는지 느껴지는가. 간은 우리 몸의 거대한 '필터'이자, '정화조'이다.

그렇다면 간은 어떤 방식으로 이렇게 엄청난 필터이자, 정화조의 역할을 수행하고 있을까? 간에는 이 역할을 수행하기 위한 다양한 시스템들이 있지만, 이번 장에서는 간의 가장 기본적인 디톡스 시스템에 대해 조금 더 자세히 살펴보려 한다.

먼저 우리가 앞서 배웠던 다양한 독소는 크게 물과 친한 수용성 독소와 기름과 친한 지용성 독소 두 가지로 구분할 수 있다. 물과 친한 수용성 독소들은 주로 어디로 빠져나갈까? 그렇다. 신장을 통해 소변으로 배출되거나 땀으로 배출된다. 반면, 기름과 친한 지용성 독소는 어디로 빠져나갈까? 지용성 독소는 우리 몸에서 움직임이 굉장히 불편한 물질이다. 우리 몸의 한 부분에서 다른 부분으로 이동하려면 혈액을 통하게 되는데, 혈액은 대부분 물로 구성되어 있어 기름과 친한 지용성 독소가 이동하기에는 부적합한 길이기 때문이다. 그렇다면 몸에 들어온 지용성 독소는 어떤 운명을 맞게 될까? 지용성 독소는 두 가지 길 중 하나를 택하게 된다. 최소한의 '물과 친한' 성질을 가지도록 변형되어 몸 밖으로 나가거나 우리 몸에서 가장 친근한 보금자리인 지방에 눌러 앉는 것이다.

여기서 간의 역할이 중요해진다. 간은 지용성 독소가 물과 친한 수용성 성질을 띠게 만드는 해독 과정을 수행한다. 간의 도움을 받아 약간의 수용성 성질을 띠게 된 지용성 독소는 신장을 통해 소변으로 배출되거나, 담즙과 함께 장으로 배출될 수 있다. 반면 간이 미처 해독을 하지 못한 지용성 독소는 지방 속에 쌓인다.

그렇다면 간은 어떤 방법을 통해 이 거동이 불편한 지용성 독소를 이동가능한 형태로 바꾸는 것일까? 이 과정은 간의 해독 시스템 중에서도 가장 핵심적인 부분으로, 총 2단계로 이루어져 있다. 함께 살펴보기로 하자.

간의 해독 시스템의 목표를 다시 한번 정리해보면, 꼼짝하기 어려운 지용성 독소를 그나마 움직일 수 있는 형태로 바꾸어 몸 밖으로 배출되게 만드는 것이다. 이 과정을 위해서는 지용성 독소를 변형시켜 약간의 수용성 성질을 띠게 만드는 것이 필수다. 이를 위한 가장 쉬운 방법은 수용성을 띠는 물질을 지용성 독소에 갖다 붙여버리는 것이다. 그런데 온몸에 미끈미끈한 기름막을 두른 것 같은 지용성 독소에 수용성 물질이 잘 붙을까? 그렇지 않을 것이다. 그래서 간은 기름막을 두른 지용성 독소에 막대기를 꽂아버린다. 지용성 독소에 막대기가 꽂히고 나면, 이제 이 막대기를 통해서 수용성을 띠는 물질들이 붙을 수 있게 된다.

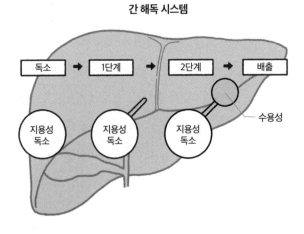

간 해독 시스템

이걸 정리해보면 다음과 같다. 간 해독의 1단계는 독소에 막대기를 꽂는 단계, 2단계는 꽂힌 막대기에 수용성 물질을 붙이는 단계이다. 이렇게 일부 '수용성'을 띠게 된 독소들은 신장을 통해 소변으로 배출되거나, 담즙을 통해 장으로 가서 대변으로 배출된다.

그런데 한 가지 알아두어야 할 것은 간 해독에는 '한계'가 존재한다는 사실이다.

"이 약을 먹을 때는 술을 마시지 마세요"라는 이야기를 들어본 적이 있을 것이다. 왜 술과 특정 약을 같이 먹으면 안 되는 것일까.

이건 해당 약과 술이 모두 간의 해독 기능을 이용하기 때문이다. 술을 많이 마셔서 간의 해독 능력이 술에 총동원되면, 간에는 더 이상 약을 해독할 능력이 남아 있지 않을 것이다. 이런 경우 어떤 약은 몸에서 해독되어 빠져나가지 못해 효과가 훨씬 더 크게 혹은 오래 발현될 수 있다. 그러므로 같은 용량을 먹어도 효과나 부작용이 크게 나타날 수 있다. 또 어떤 약은 간의 해독 시스템에 의해 오히려 활성을 띈 형태로 변해 약효를 나타내기도 하는데, 술을 해독하느라 간의 해독 시스템이 작용할 여력이 없다면 약을 먹었는데도 활성화되지 못해 효과가 거의 나타나지 않을 수도 있다.

약마다 간 해독 기능의 정상 작동 여부에 따라 약의 효과가 엄청나게 차이날 수 있기 때문에, 간의 해독 기능을 많이 사용해버리는 술을 약과 함께 먹지 말라고 하는 것이다.

조금 더 넓은 시각에서 이 부분을 바라보자. 간에는 우리 몸의 노폐물, 술, 약, 앞서 말한 온갖 독소들이 해독될 차례를 기다리고 있다. 술도 많이 마시고, 앞서 말한 독소들을 피하지 않고 다 몸에 넣고 있다면? 이 사람들의 간은 쳐내도 쳐내도 일이 줄지 않는 그야말로 하루 24시간 온종일 일하는 극한 직업의 현장일 것이다. 그러다 간이 도저히 더 감당할 수 없는 지경에 이르면 어떤 일이 벌어질까? 견디다 못한 간세포는 깨지고, 염증이 생기며, 결국에는 딱딱한 흉터 조직이 되어버린다. 이것이 '간경화'의 시작이다.

흉터 조직이 되어버린 간이 다시 재생되어 원래대로 돌아가는 길은 없다. 남아 있는 간으로 버틸 뿐이다.

그리고 더 중요한 것은 간의 기능을 대신해줄 수 있는 곳은 몸 어디에도 없다는 사실이다. 간이 손상되면 우리의 디톡스 시스템은 붕괴된다. 간을 살려야 우리의 디톡스 시스템이 산다. 자신의 몸 대부분이 흉터 조직으로 변하기 전에는 힘들다 말하지 않고 묵묵히 일하는 간을 도와줄 의무가 우리에겐 있다.

| 담즙 |

우리 몸의
독소 배출 통로

그럼 이제 간에서 해독 과정을 거친 독소들이 어디로 이동하게 되는지를 이어서 살펴보자. 독소의 배출 통로는 각각의 특성에 따라 다르다. 물과 친한 수용성 독소들은 땀, 소변으로 배출되고, 지방과 친한 지용성 독소들은 대변으로 배출된다.

디톡스를 할 때 "물을 충분히 드세요"라고 말하는 것은 소변으로 빠져나가는 독소 배출을 원활하게 하기 위함이다. 그런데 이 두 가지 독소 배출 길 중에 조금 더 흔히 막히는 길이 있다. 바로 '장'을 통하는 길이다. 수용성 독소들이 나가는 소변 길은 신장이 아주 나쁜 사람이거나, 결석이 생기는 환자 외에는 막히는 경우가 잘 없는 반면, 장은 그렇지가 않다. 간에서 장으로 가는 통로에는 다양한 변수들이 존재한다. 그중 하나가, 간에서 해독한 물질을 장으로 이동시키는 물질인 '담즙'이다.

담즙이 지나가는 길, 즉 담관은 물리적으로 간과 장을 이어주는 통로이다. 이 길을 통해 간에서 해독 과정을 거친 지용성 독소들이 담즙과 함께 장으로 이동한다. 우리가 존재하는 것조차 잊고 있는 담즙이 디톡스 시스템에서는 아주 중요한 물질이라는 느낌이 들지 않는가.

사실 나도 계속해서 환자들을 보며, 인간의 몸에 대해 끝없이 공부하는 데도 담즙의 중요성을 처음에는 크게 자각하지 못했다. 실제로 담즙에 관련된 부분은 수치적으로 측정할 수가 없어서 책이나 교과서에서도 거의 다뤄지고 있지 않다. 하지만 환자를 한 명 한 명 깊게 살펴보면서 깨달은 것은 직접적인 수치가 아니더라도 다양한 직·간접적 임상증상을 통해 '담즙 분비'의 원활한 정도를 추측해볼 수 있으며, 이는 디톡스 시스템을 정비하는 데 정말 중요한 부분이라는 사실이다.

담즙 분비가 잘 되지 않을 경우 대표적으로 두 가지 문제가 발생한다. 첫 번째는 지방을 포함한 음식물의 분해 및 소화 저하이다. "저는 고등어만 먹어도 속이 안 좋아요. 오메가3도요." 이렇게 오메가3를 먹으면 속이 안 좋다고 하는 환자가 생각보다 정말 많은데 담즙 분비가 원활하지 않을 경우 이런 소화 불편감이 발생할 수 있다. 그뿐 아니라 지방이 잘 소화되지 못하면 대변에 지방이 둥둥 뜨는 지방변이 생기기도 한다.

두 번째는 지용성 독소의 배출 감소이다. 간에서 생성되는 담즙은 담낭에서 농축되었다가, 지방이 포함된 음식이 들어올 때마다 담낭이 수축하면서 담관을 통해 장으로 전달된다. 이 과정에서 장으로 배출되어야 하는 지용성 독소들이 담즙과 함께 담낭에서 담관을 통해 장으로 이동한다. 담즙이 잘 분비되지 않는 사람이라면 지방이 포함된 음식물만 소화를 못 시키는 것이 아니라, 꼭 버려야만 하는 지용성 독소들을 내보낼 길이 제대로 작동하지 않는다는 의미이다.

담즙은 콜레스테롤에서 만들어져, 콜레스테롤을 몸 밖으로 내보내는 주된 통로이기도 하다. 그래서 담즙이 잘 만들어지지 않는 분들의 경우 콜레스테롤 수치가 높다. 이런 분들은 담즙 분비를 조금만 촉진해줘도 콜레스테롤 수치가 내려가기도 한다(물론 콜레스테롤 수치는 굉장히 복합적인 수치라, 담즙 문제를 해결하는 것만으로는 나아지지 않는 경우도 많다).

또한 담즙은 우리 몸의 여성호르몬을 포함한 스테로이드계 호르몬들을 장으로 내보내는 통로이기도 하다. 담즙 분비가 원활하지 않으면, 이 호르몬들의 배출에 문제가 생기면서 다양한 문제가 발생할 수 있다. 앞서 여성호르몬인 에스트로겐이 원활하게 배출되지 않았을 때 생길 수 있는 대표적인 질환이 '유방암'이라고 이야기했었는데, 실제 유방암 환자에서 간에서의 담즙 생산량, 대변의 담즙량이 유의미하게 낮았다는 결과도 있었다.[1]

에스트로겐 외에도 담즙을 통해 배출되어야 하는 수많은 지용성 물질이 있다. 담즙 분비가 원활하지 않으면 이 지용성 독소들의 배출이 막혀버린다. 하지만 안타깝게도 지용성 독소들의 배출 정도를 측정할 수 있는 검사 방법이 마땅치 않아 진료를 볼 때도 간과되는 경우가 많다. 그래서 담즙에 관해서는 스스로 본인의 증상을 잘 살펴보는 것이 굉장히 중요하다.

그렇다면 어떤 증상을 봐야 할까? '지방'을 포함한 음식이 잘 소화되는지를 보는 것이 가장 정확하다. 목살을 먹으면 괜찮은데, 삼겹살만 먹으면 배가 아픈 사람, 저탄고지 식단을 했을 때 소화하는 데 불편감이 컸던 사람들이 해당될 것이다. 만약 지방이 많은 음식의 소화가 어려운 사람이라면 반드시 본인의 담즙 분비를 개선해줄 필요가 있다. 본인이 느끼는 건 소화 불편감 정도이지만, 사실 몸은 엄청나게 많은 지용성 독소들을 해독하지 못한 채 갖가지 문제에 시달리고 있을 수 있기 때문이다.

실제로 담즙이 부족해 보이는 환자들에게 담즙 분비를 촉진하거나, 담즙을 보충해보면 뚜렷한 변화를 관찰할 수 있다. 담즙 분비를 촉진하는 기간 동안 지용성 독소를 더 많이 내보내는 과정에서 보이는 극심한 피로감, 두드러기, 컨디션 난조 등의 증상이다. 많은 환자에게서 유사하게 관찰되는 이런 증상들을 보며 담즙 분비를 제대로 하지 못하는 분들의 몸에 쌓인 지용성 독소의 실체를 깨달을 수밖에 없었다. 몇 달 동안 담즙 분비를 촉진하고 담즙을 보충해주는 치료를 하고 나면 어떤 분들은 처음으로 콜레스테롤 수치가 정상으로 돌아오기도 했고, 어떤 분들은 불규칙했던 생리 주기가 점점 규칙적으로 바뀌기도 했다. 물론 담즙 분비를 돕거나 담즙을 보충하는 치료 과정은 나 또한 환자들과 조금 더 경험을 쌓아나가는 것이 필요하다. 하지만 담즙의 존재를 생각하지 못했던 분들에게는 큰 실마리가 될 수 있을 것이다.

담즙은 한 사람의 몸에서 일어나는 여러 증상을 종합해 하나하나 짚어보지 않으면 중요한 문제로 인식하기가 쉽지 않다. 나 또한 담즙의 중요성을 책이나 교과서를 통해서가 아니라 환자들의 증상을 실제로 관찰하면서 알게 되었다. 그러니 앞에서 언급한 담즙 분비 감소의 증상(지방이 포함된 음식을 먹었을 때의 소화 불편감이나 지방변)을 보이는 분들은 이 책의 4장에 나오는 독소 해방 솔루션의 담즙 부분을 특히 주의 깊게 읽어보길 바란다. 다양한 방법을 자세히 안내해놓았으니, 담즙 문제를 해결하는 데 도움이 될 것이라 생각한다. 이제 담즙을 통해 장에 도착한 독소들의 운명을 살펴보러 가자.

|장|
흡수와 배출의 중심

지금까지 다룬 디톡스 시스템을 간단히 요약해보자. 간에는 2단계의 해독 과정이 존재한다. 독소에 막대기를 꽂고, 수용성 물질을 붙여 몸 밖으로 내보낼 수 있는 형태로 만든다. 이후 담즙이 이 독소들을 데리고 간에서 장으로 이동한다. 이제 드디어 이 독소들을 몸 밖으로 배출할 수 있는 장에 도착했다. 그런데 여기에는 새로운 변수가 도사리고 있다. 바로 우리가 너무나도 흔하게 마주하는 '변비', 장의 배출 통로가 막혀 있는 경우이다.

변비는 디톡스 시스템에 있어 정말 재앙과 같은 존재다. 모두 한 번쯤은 변비를 겪어봤을 것이다. 변비에 시달리다 나오는 대변의 형태는 어떠한가. 물기 없는 대변이 단단하게 뭉친 형태를 띤

다. 대변이 얼마나 딱딱해지는지 변비에 걸린 사람 중에는 변을 보다가 항문이 찢어지는 경우도 허다하다. 변비일 때 대변은 왜 이렇게 딱딱할까. 이유는 대변이 대장에서 오래 머무는 동안 대변 속 수분이 우리 몸으로 흡수되기 때문이다. 그런데 정말 중요한 점은 이 과정에서 수분만 다시 흡수되는 것이 아니라는 사실이다. 우리가 열심히 해독해서 장으로 보낸 독소들도 다시 흡수되어버린다.

이 안타까운 현상은 우리 몸에서 알뜰살뜰 살림을 꾸리고 있는 장간 순환Enterohepatic circulation이라는 재활용 시스템 때문에 발생한다. 인체는 놀라울 만큼 정교하고 효율적인 생명체이다. 이 효율을 추구하는 과정에서 꼭 재활용해야 하는 물질이 있으니, 바로 앞에서도 중요하게 언급했던 담즙이다.

성인을 기준으로 담즙은 하루에 약 600ml 정도 흘러나온다. 이것이 모두 장으로 이동해서 대변으로 나가버린다면, 우리 몸은 매일같이 엄청난 양의 담즙을 생성해야 하고, 이를 위해 엄청난 양의 재료와 에너지가 필요할 것이다. 하지만 우리 몸은 절대로 이런 비효율을 용납하지 않는다. 간에서 담낭을 통해 분비된 담즙은 장으로 분비된 다음, 지방을 소화하는 데 사용되다가 소장의 마지막 부위에서 재흡수되는데, 이 과정을 '장간 순환'이라고 한다. 장간 순환을 통해 재흡수되지 않은 담즙의 아주 일부만 대장으로 이

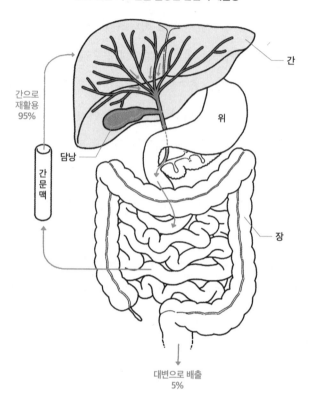

장간 순환 시스템을 활용한 담즙의 재활용

간

위

간으로
재활용
95%

담낭

간문맥

장

대변으로 배출
5%

동하는데, 재흡수되는 담즙이 95%에 달하고, 약 5%만이 대변으로 배출된다.[2]

그러나 이 재흡수 시스템의 문제는 재활용되어 돌아오는 것이 비단 담즙만이 아닐 수 있다는 것이다. 장의 배출 통로가 막혀 있는 경우 간에서 애써 해독해서 보낸 독소들이 담즙에 섞여 다시

간으로 돌아올 수 있다. 그러면 간은 이 독소들을 배출하기 위해 또 한 번 해독 과정을 거쳐야 한다. 즉, 변비가 있는 한 독소는 '간 → 담즙 → 장 → 간'의 무한 루프를 타고, 간에 엄청난 해독 업무를 부과하게 된다.

변비가 디톡스 시스템에서 어떤 의미를 가지는지 이제 조금 감이 오는가. 독소를 제대로 내보내기 위해서는 얼른 변비부터 해결해야 한다. 그렇다면 어떤 방법으로 변비를 해결할 수 있을까.

변비 해결을 위해 가장 많이 시도하는 방법이 ① 물 충분히 마시기와 ② 식이섬유 공급이다. 그러나 오랜 기간 변비가 있던 사람들은 이 방법들을 시도해봐도 별 효과가 없어 답답해하는 경우가 많다. 변비를 제대로 해결하기 위해서는 장의 입장을 조금 더 자세히 살펴볼 필요가 있다.

예를 들어 내가 회사 사장이고, 비슷한 업무 능력을 가진 부하 직원 A와 B가 있다고 생각해보자. A 직원은 일이 너무 많아서 스트레스도 많고, 제대로 잠을 잘 시간조차 없이 너무 힘들게 일하는 직원이다. 반면 B 직원은 적당량의 업무량에, 특별히 스트레스도 받지 않고, 잠도 8시간씩 자면서 규칙적으로 일하는 직원이다. 이 경우 어떤 직원에게 업무를 줬을 때 일이 빨리 진행될까? 묻고 따질 필요도 없다. 당연히 B 직원의 업무 속도가 훨씬 빠를 것이다.

장도 마찬가지다. 회사 사장인 우리는 장에게 먹은 음식들의 찌꺼기와 몸에서 사용한 후 버려지는 노폐물들을 내보내는 업무를 준다. 그런데 사람마다 장의 업무 효율이 너무나도 다르다. 어떤 사람의 장은 B직원처럼 일한다. 아침에 눈 뜨면 땡 하고 시원하게 모닝 쾌변을 하며 가볍게 하루를 시작한다. 하지만 어떤 사람의 장은 A 직원처럼 일한다. 처리해야 할 게 너무 많아 장을 움직일 여력이 없다. 2~3일에 한번, 길게는 1주일에 한 번 밖에 대변을 처리하지 못하는 변비를 가지고 산다. 대체 이런 차이는 어디서 발생할까?

다시 부하직원 A, B에게로 돌아가보자. A와 B 직원이 능력은 비슷한데 업무 효율이 너무 심하게 차이가 나는 것이 이상했던 사장은 조금 더 뒤를 캐보기로 했다. 대체 무엇이 A와 B 직원의 차이를 만드는 것일까.

자세히 살펴봤더니, A와 B는 전혀 다른 상사를 두고 있었다. A의 상사는 몸이 좋지 않아 본인의 일을 처리하지 못했다. 그래서 A는 상사가 처리하지 못한 일들에서 발생한 문제들의 뒤처리까지 해내느라 정신을 차리지 못하고 있었다. 반면 B의 상사는 몸도 건강하고, 자신의 일을 부하 직원에게 넘기지 않았다. 분업이 확실하니, B는 자신의 몫만 해내면 되었다. 결국 상사의 일 처리 차이가 A와 B의 업무 효율에 차이를 만들어낸 것이다.

이러한 현상은 우리 몸에서도 너무나 적나라하게 일어난다. 우리 몸에서 장의 상사 역할을 하는 곳이 어디일까. 바로 위이다. 장의 업무 효율은 위의 능력에 따라 좌우된다고 해도 과언이 아니다. 위는 입으로 들어온 음식물들이 제대로 분해되고 소화되는 첫 번째 장소다. 만약 위가 제 기능을 하지 못한다면 어떤 문제가 발생할까? 위가 기능을 못한다는 것은 음식물이 적절히 분해되거나 소화되지 못한다는 뜻이다. 제대로 분해되지 못한 음식물들은 위에서 장으로 떠넘겨진다. 위가 기능을 잘할 때라면 음식물들이 장에 쏙쏙 흡수될 수 있는 형태로 분해되어 내려갔을 텐데 이제는 덩어리째 장으로 내려가게 된 것이다.

이렇게 되면 두 가지 문제가 생긴다. ① 흡수되어야 할 영양소들이 흡수되지 못한다. ② 소화가 덜 된 음식물 덩어리들은 흡수되는 대신 몸 안으로 들어와 염증을 일으킨다.

그러면 우리 장은 평소보다 적은 양의 영양소를 흡수하면서 몸 안으로 들어온 수많은 염증을 감당해야 하는 엄청난 스트레스 상황 속에 놓인다. 이렇게 되면 장의 움직임은 저절로 더뎌질 수밖에 없고, 이는 변비의 악화 요인이 된다.

그래서 나는 식이섬유 공급으로 해결되지 않는 변비 환자들은 반드시 '위'부터 치료한다. 위가 음식을 제대로 소화해서 내려보내야, 장도 일을 할 수 있기 때문이다.

| 위 |

독소 배출을 위한
선행 조건

위가 제대로 일을 하느냐, 못하느냐에 따라 장의 업무 효율이 확연히 달라진다는 것을 배웠다. 그렇다면 위는 디톡스 시스템에서 과연 어떤 역할을 할까. 지금까지 간에서 해독된 독소가 담즙을 통해 장으로 이동하고, 이후 장을 통해 배출되는 디톡스 시스템의 여정을 숨가쁘게 살펴봤다. 이 디톡스 파이프 라인에서 장은 탈출구와 같다. 이런 장의 능력을 결정짓는 것이 위의 역할인데, 이 부분은 별표를 백 개 정도 치고 싶을 만큼 매우 중요하다. '위가 무너지면, 장도 무너진다'는 개념을 염두에 두고, 위의 중요한 역할을 함께 살펴보자.

위의 역할이라고 하면 가장 먼저 무엇이 떠오르는가. '소화'라는 것에는 이견이 없을 것이다. 음식물이 외부로부터 들어와 본격적으로 소화가 시작되는 곳이 바로 위다. 하지만 위가 우리 몸에서 하는 역할을 단순히 소화만으로 지칭하기에는 훨씬 더 복잡하고 오묘한 조절을 수행한다.

우리가 실생활에서 흔하게 겪는 일을 한 번 예로 들어보자.

가족들이 함께 외식을 했다. 가게에는 손님이 많지 않았고, 그래서인지 음식의 신선도가 떨어진다는 게 느껴졌다. 그래도 못 먹을 정도는 아니라서 외식을 마치고 집으로 돌아왔다. 그런데 문제는 이때부터였다. 다른 가족들은 모두 괜찮았지만 아빠는 배가 아프다고 하며 헛구역질을 하고 설사를 시작했다. 다른 가족들도 속이 약간 불편하긴 했지만 특별한 증상은 없었던 반면, 아빠는 그날 밤내내 헛구역질과 설사에 시달렸다.

음식을 먹으면 유독 탈이 잘 나는 사람들이 있다. 똑같은 음식을 먹었는데, 누구는 구토하고 설사하며 난리가 나는가 하면 다른 사람들은 멀쩡한 상황을 한번쯤은 다들 경험해본 적이 있을 것이다.

이 차이는 어디에서 비롯될까. 소화를 담당하는 위에서는 일 처리를 위해 필요한 아주 강력한 도구를 하나 가지고 있다. 바로 '위산'이다. 유독 탈이 잘 나는 사람과 아닌 사람의 가장 중요한 차이 중 하나도 위산이다. 강력한 산성을 띤 위산은 위의 또 다른 기능, '살균'을 가능하게 하는 근간이기 때문이다.

무균실에서 만들어지지 않는 이상 우리가 먹는 음식에는 여러 가지 균이 포함될 수밖에 없다. 우리의 손, 입, 구강 내부에도 세균이 존재하고 있으니 위를 통과하는 음식물 덩어리에 세균들이 포함되어 있는 건 당연한 일이다. 그런데 문제는 우리 몸에 해를 끼칠 수 있는 병원성을 띤 유해균들이다. 이 유해균들 중 대부분은 '산성 환경'을 매우 싫어한다. 위산은 음식물이 들어오는 첫 관문인 위에서 강력한 산성 환경을 조성해 우리 몸으로 들어오는 균을 엄격하게 조절한다.

그런데 만약 위의 기능이 떨어져 위산 분비가 줄어들면 어떻게 될까? 위산이 적절하게 분비되지 못하면, 음식 속의 균들이 더 많이 살아남아 장으로 이동하게 되고, 그중 병원성을 띠는 균이 포함되어 있는 경우 앞서 언급한 사례처럼 구토와 설사 같은 증상을 유발할 수 있다. 유독 음식을 먹은 후, 탈이 잘 나는 사람이라면 '장' 문제만 살펴볼 것이 아니라, '위산 부족'을 함께 의심해보는 게 중요하다.

두 번째로 위의 가장 중요한 기능, 소화에 대해 살펴보자. 이 소화 기능이야말로 장에 미치는 영향이 어마어마하다. 소화에서도 위의 가장 중요한 무기는 위산이다.

위산이 소화 기능에 미치는 영향은 아래의 실험 사진에서 너무나도 명확하게 확인할 수 있다.

위산이 소화에 미치는 영향

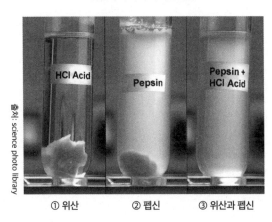

① 위산　　　② 펩신　　　③ 위산과 펩신

이 실험은 위의 소화 능력에서, 어떤 성분이 중요한가를 테스트한 실험이다. 3개의 시험관에 고깃덩어리 하나씩 넣고 난 다음 1번에는 위산, 2번에는 위에 존재하는 소화효소인 펩신, 3번에는 위산과 펩신을 함께 넣었다. 언뜻 생각하기에는 소화효소인 펩신만 있어도 소화가 다 될 것 같지만, 펩신만 넣은 2번 시험관에서는 고기가 다 분해되지 않았다. 3번처럼 위산과 펩신이 함께 존재할 때야 고기가 보이지 않을 정도로 분해되었다. 이 실험이 알려주는 사실은 명확하다. 위의 소화효소는 위산이 존재할 때에야 제대로 능력을 발휘할 수 있다는 것이다.

이 실험에서 우리는 또 하나의 힌트를 얻을 수 있다. 2번과 3번 시험관의 상태는 위산 존재 여부에 따른 음식물의 소화 상태를 반영하고 있다고 볼 수 있다. 위산이 적절하게 분비될 경우 3번 시험관처럼 더 처리할 것 없이 깔끔하게 소화된 음식물이 장으로 내려간다. 반면, 위산이 부족할 경우 우리의 장은 2번 시험관처럼 소화가 덜 된 음식물 덩어리들을 만나게 된다. 업무 효율이 그토록 달랐던 A와 B 직원의 상사가 어떤 모습인지 이젠 알 것 같지 않은가.

이런 이유로 위의 역할, 특히 적절한 위산 분비는 장을 통해 독소를 내보내게 되는 우리의 디톡스 시스템에서 필수적으로 선행되어야 하는 조건이다.

디톡스 시스템에서 위의 중요성을 실감할 수 있는 한 환자의 케이스를 살펴보자.

혜진 씨는 30대 후반의 여성인데, 극심한 변비에 시달렸다. 2~3일에 한 번 볼일을 보는 정도가 아니라, 1주일에 1번 겨우 화장실을 가는 극심한 변비였다. 화장실을 가고 싶은 느낌조차 잘 들지 않을 때도 많았다. 변비가 이 정도로 심하다 보니 안 해본 게 없었다. 각종 식이섬유를 종류별로 먹어보기도 했고 샐러드를 비롯한 채소를 대량으로 먹어보기도 했지만 큰 차도가 없었다고 한다.

이 사례와 같은 분들이 꽤 있다. 이토록 심한 변비가 있으니, 혜진 씨의 디톡스 시스템이 제대로 작동할 리가 없다. 그렇다면 몸에서 빠져나가지 못한 여러 가지 독소가 문제를 일으켰으리라는 것은 기정 사실이다. 이를 개선하려면 디톡스 시스템을 개선해줘야 하는데, 그러려면 1차적으로 변비를 해결해야 한다. 온갖 식이섬유로도 해결되지 않는 이 변비에서는 무엇을 함께 봐줘야 할까?

그렇다. 장의 상사인 '위'의 상태를 점검해야 한다. 그래서 혜진 씨에게도 위 문제를 파악하고 위산 부족을 개선하는 치료를 했다. 그랬더니 3개월 후, 혜진 씨는 이제 1~2일에 한 번은 꼬박꼬박 화장실을 가게 되었다며 너무 감사하다는 인사를 전했다. 마침내 이분은 독소를 배출할 통로를 확보하게 된 것이다. 진짜 디톡스는 이때부터 시작할 수 있다. 이처럼 위산은 꽉 막힌 디톡스 시스템을 뚫어주는 엄청난 실마리가 될 수 있다는 점을 꼭 기억하길 바란다.

| 장내세균 |

우리 몸과 소통하는
미생물 생태계

자, 이제 다시 독소들의 디톡스 여정으로 되돌아가보자. 간에서 해독을 거쳐, 담즙을 통해 장으로 이동했다. 장의 통로가 막혀 있는 변비도 해결했다. 그러면 이제 독소는 무사히 우리 몸 밖으로 빠져나갈 수 있을까. 이제 거의 다 왔다. 하지만 디톡스 과정이 온전하게 마무리되려면 반드시 거쳐야 하는 마지막 단계가 있다. 바로 '장내세균'이다.

여기서 꼭 알아두어야 할 개념이 바로 '마이크로바이옴microbiome'이다. 우리 몸에는 정말 다양한 미생물들이 함께 살아간다. 장뿐 아니라 우리 몸 곳곳에 살고 있는 박테리아, 바이러스, 곰팡이 등 다양한 미생물 생태계를 통틀어 마이크로바이옴이라고 부른다. 우리와 공생하는 마이크로바이옴의 유전정보가 인간의 유전정보의 150배에 달한다고 하니[3] 우리가 얼마나 많은 미생물과 함께 살아가는지 짐작해볼 수 있다. 여기서 중요한 것은 이 균들은 그저 존재하기만 하는 게 아니라, 우리 몸과 끊임없이 상호작용을 한다는 사실이다. 이 상호작용이 우리에게 미치는 영향은 상상했던 것 이상으로 거대하고 복잡해서 정말 많은 사람이 연구하고 있음에도 아직 밝혀지지 않은 부분이 훨씬 많다.[4]

이 마이크로바이옴 중에서 디톡스에 가장 큰 영향을 주는 것이 바로 장내세균Gut microbiome이다. 디톡스 외에 우리 몸의 수많은 기능에도 가장 중추적인 역할을 하는 마이크로바이옴이기도 하다.

이 장내세균은 디톡스 시스템에 어떤 영향을 미치는 걸까. 여태 달려온 독소의 여정을 다시 한번 떠올려보자.

현재 장에는 간의 해독 과정을 통해 수용성 물질이 붙은 상태의 독소가 담즙과 함께 흘러와 도착한 상태다. 이때 장에 존재하고 있던 장내세균은 처음으로 이 독소들과 만나게 되는데, 장내세균 중 일부는 아주 기막힌 효소를 가지고 있다. 간이 열심히 해독해서 붙여둔 수용성 물질을 똑 떼어버릴 수 있는 효소β-glucuronidase다.

이 효소를 가진 균이 많아지면 어떤 결과가 일어날까. 장내세균들이 분비한 이 효소들은 독소들을 해독 전 상태로 되돌려버린다. 해독 전으로 돌아간 독소들은 장에서 문제를 일으키거나, 앞서 말한 담즙의 재활용 통로를 통해 다시 간으로 돌아간다. 실컷 변비까지 해결해서 독소들이 나갈 길까지 다 뚫어놨는데, 장내세균이라는 복병이 독소를 우리 몸으로 되돌려보내는 상황이 벌어지는 것이다.[5]

장내세균으로 인한 독소의 재흡수 과정

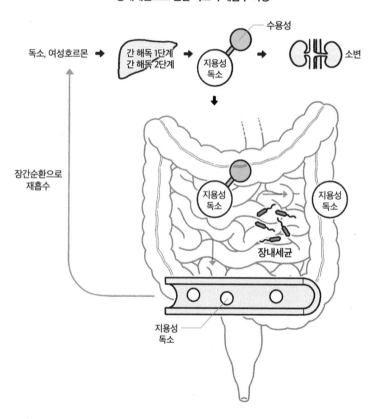

중요한 건, 독소만 이 과정을 거치는 것이 아니다. 앞서 설명한 우리 몸에서 내보내야 하는 호르몬인 '여성호르몬(에스트로겐)'도 똑같은 위험에 노출된다. 장내세균의 이 기막힌 효소는 에스트로겐에 붙은 수용성 물질도 떼어버릴 수 있다. 간이 에스트로겐에 애써 수용성 물질들을 붙여 장으로 보내놨더니, 장내세균은 그걸 똑 떼어버리는 것이다. 수용성 물질을 잃은 에스트로겐은 담즙 재활용 통로(장간순환)를 통해 간으로 다시 돌아오고, 이중 일부는 다시 온몸으로 퍼진다.[6]

이렇게 되면 어떤 결과가 벌어질까? 이런 사람들은 에스트로겐을 만들어내는 양이 남들과 동일하더라도, 에스트로겐의 영향을 2~3배 더 받을 수밖에 없다. 그래서 에스트로겐 수치가 높을 때 생길 수 있는 병들의 발병 위험 또한 높아질 수 있다.

에스트로겐 수치가 높아지면 발병 위험이 증가하는 대표적인 질환이 바로 유방암이다. 최근 유방암 관련 연구에서 장내세균의 이 특이한 효소β-glucuronidase와의 연관성이 다각도로 주목받고 있다.[7] 이처럼 장내세균의 차이는 디톡스 과정의 차이를 만들고, 이 차이는 각종 암 발생까지도 영향을 미칠 수 있다.

장내세균이 디톡스 시스템에 미치는 영향은 이것만이 아니다. 장내세균은 디톡스 시스템의 배출 통로인 장의 업무 능력에 영향을 미치고, 심지어는 독소를 만들어낼 수도 있다. 앞서 위가 장의 업무량에 영향을 주는 상사였다면, 장내세균은 동료라고 생각해 볼 수 있다.

장의 동료인 장내세균 사이에는 약간의 파벌이 형성되어 있다. 바로 유익균파와 유해균파다. 유익균파는 우리 몸과 공생하여 함께 잘사는 방법을 알고 있는 무리다. 반면 유해균파는 힘의 균형이 잘 이루어져 있을 때는 별 문제를 일으키지 않지만, 힘의 균형이 무너졌다 싶으면 언제든지 세력을 넓히고 싶은 야망을 간직한 무리다. 기회만 생기면 이 무리들은 무섭게 증식하며 유익균을 몰아내는 쪽으로 장의 환경을 바꾼다. 이 과정에서 장에 과량의 가스를 만들어내기도 하고, 장 혼자 힘으로는 더 이상 막아낼 수 없는 온갖 염증을 만들어내어 장을 궁지로 몰아가는 나쁜 동료가 되어버린다.

유익균파의 세균들은 염증을 낮추는 물질을 만들어내는 능력이 탁월한데, 이 물질은 장의 업무 스트레스를 낮추고, 몸 전반의 염증을 낮출 수 있다. 반면 유해균파의 세균들은 장내의 염증 반응을 증가시키고 유해균 사체의 일부 LPS[•]는 독소로 작용하여 우리 몸을 뒤흔들어 놓는다.

● 지질 다당lipopolysaccharides. 그람음성세균의 외막을 구성하는 주요 성분으로, 강력한 면역 반응을 유발할 수 있는 독소 중 하나. 염증 반응을 유도하며, 혈류로 방출되면 패혈증과 같은 심각한 전신 염증 반응을 일으킬 수 있다.

독소들을 무사히 몸 밖으로 내보내고 평화로운 몸으로 살지, 아니면 독소들을 몸 밖으로 내보내지 못하고 오히려 새로운 독소들을 만들어내며 살지를 결정하는 부분이 바로 장내세균이다.

평화로운 디톡스 시스템을 구축하기 위해서는 유익균파에 힘을 보태서 장을 도와야 한다. 정말 다행스럽게도 유익균과 유해균의 균형을 유지하는 것은 우리의 노력에 의해 바뀔 수 있다. 건강한 식습관, 규칙적인 수면과 운동 등 우리의 생활습관에 따라 유익균파와 유해균파의 세력 균형이 달라지기 때문이다. 결국 디톡스 시스템의 운명을 바꿀 마지막 열쇠는 우리 손에 달려 있다.

지금까지 살펴본 장내세균과의 상호작용 끝에 독소는 마침내 대변을 통해 우리 몸 밖으로 나간다. 이것이 디톡스 시스템의 개괄적인 여정이다.

모든 생명체의
생명의 법칙

  지금까지 독소의 여정을 통해 우리 몸의 디톡스 시스템을 살펴보았다. 독소는 간에서 해독 과정을 거친 후, 담즙을 통해 장에 도착하고, 장내세균과 상호작용을 거친 다음 우리 몸 밖으로 나가게 된다. 이것이 거시적인 관점의 디톡스라 볼 수 있다.

  하지만 이 거시적인 시스템을 더 근본적으로 이해하기 위해서 꼭 알아야 하는 것이 한 가지 있다. 우리 몸을 쪼개고 쪼개고 또 쪼갰을 때, 가장 작은 생명 단위에서 디톡스가 어떤 의미인지 이해하는 것이다.

  우리 몸의 가장 작은 생명 단위는 다름아닌 세포이다. 이 세포 차원에서 디톡스란 어떤 의미일까. 이걸 알기 위해서는 세포가 어떻게 작동하는지를 알아야 한다. 우리 몸을 이루는 모든 세포들은 공통적으로 적용되는 '생명의 법칙'을 따르며 산다. '산소'와 '영양분'을 통해 에너지를 얻고, 이산화탄소를 배출하는 것이다. 딱 5분만 산소가 공급되지 않아도 사람이 죽는 이유가 바로 이 때문이다. 이를 위해 세포에는 에너지를 만드는 시스템이 있는데, 바로 '미토콘드리아'라는 에너지 공장이다.

이 에너지 공장은 산소와 영양분을 원료로 에너지를 만들고, 이산화탄소를 배출한다. 하지만 정말 중요한 사실은 이 과정에서 이산화탄소만 나오는 게 아니라는 것이다. 우리가 일상에서 보는 다른 많은 에너지 공장처럼, 이 공장에서도 매연이 나온다. 바로 활성산소라는 매연이다.

안타깝게도 이 매연은 세포에게 그야말로 사고뭉치다. 마치 가만히 있지 못하는 폭주족 오토바이처럼 단백질을 만나면 단백질을 박아버리고, 유전자를 만나면 유전자를 박아버린다. 이렇게 손상된 단백질은 기능이 떨어지고, 상처 입은 유전자에는 돌연변이가 생긴다. 단백질의 기능이 떨어지면 세포의 기능도 저하되고, 돌연변이 유전자가 생기면 암 발생의 단초가 된다.[8]

세포 입장에서는 이 사고뭉치 매연을 잠재우는 것이 평안한 삶을 유지하기 위한 필수 조건인 셈이다. 앞서 말한 독소들은 세포를 방해해 매연을 더 많이 만들어내는 괴로운 존재이다.

이제까지 설명한 세포 차원의 '디톡스'와 '독소'를 간단하게 정리해보자. ① 세포에게 디톡스란, 세포가 에너지를 만들 때 발생하는 매연(활성산소)을 안전하게 처리하는 것이다. ② 앞서 언급한 여러 가지 독소가 우리 몸에 독소가 되는 이유는 바로 갖가지 기전을 통해 매연을 더 많이 만들어내기 때문이다. 이 두 가지가 세포 차원에서 보는 디톡스와 독소의 의미다.

다행히 세포는 매연을 처리하기 위한 디톡스 시스템을 몇 가지 가지고 있는데, 그중에서 가장 중요한 것이 '글루타치온'이다. 이 글루타치온은 세포 디톡스의 근간이자, 뒤에서 말할 디톡스 시스템의 핵심이니, 이름을 기억해두면 좋다. 한때 글루타치온이 포함된 건강기능식품이 선풍적인 인기를 끈 적이 있는데, 글루타치온의 핵심적인 역할이 바로 '매연 처리'이다.

세포 차원의 디톡스를 이해했다면, 이제는 디톡스 시스템을 거시적으로 볼 차례다. 세포를 사람에 빗대어 생각해보면 조금 더 이해하기가 쉽다. 세포가 하나만 있던 원시 시절의 단세포 생명체는, 허허벌판에 나 홀로 서 있는 사람과 같았다. 이 사람은 모든 것을 혼자 처리해야 했다. 먹을 것을 찾고, 요리하고, 치우는 것까지 모두 본인의 소관이다. 하루하루 먹고 살 수는 있겠지만, 그 이상의 일을 하기는 쉽지 않았을 것이다. 그러다 다세포 생명체가 나타나기 시작했는데, 홀로 외로웠던 사람에게 드디어 친구가 생긴 것이다. 하나둘씩 사람들이 늘어나자, 이곳에는 새로운 삶의 방식이 등장했다. 본인이 잘하는 걸 하면서 협력하는 '분업화'였다. 이 분업화 과정을 통해 이전에 혼자였던 시절에는 상상도 하지 못한 일들을 수행하고 그 발전의 끝에 현대사회를 이루었듯, 세포들의 엄청난 분업화 끝에 단세포에서 '인간'이란 고등 생명체가 만들어졌다.

디톡스 시스템도 마찬가지다. 처음에는 세포 하나가 혼자서 모든 매연을 처리해야 했다. 하지만 세포들의 분업화 덕분에 간이 생기고, 담즙이 생기고, 장이 생겨서 보다 효율적인 디톡스 시스템을 구축할 수 있게 되었다. 우리는 지금, 인간이라는 생명체가 엄청난 시간에 걸쳐 '효율적인 매연 처리'를 위해 이룩한 디톡스 시스템을 보고 있는 것이다. 이 아름다운 시스템을 몸에 장착한 우리의 임무는 단순하다. 이 시스템의 기능을 잘 살피고 돌봐서 디톡스 시스템의 궁극적 목표를 이뤄내는 것이다.

매연을 효과적으로 처리하여 단백질도, 유전자도 큰 손상 없이 건강한 삶의 시간을 유지하는 것. 이것이야말로 훌륭하게 진화된 디톡스 시스템의 목표이자, 이 책이 여러분과 함께 이루고자 하는 목표이다. 이제 이 목표를 위한 독소 해방 솔루션 5단계를 함께 시작해보자.

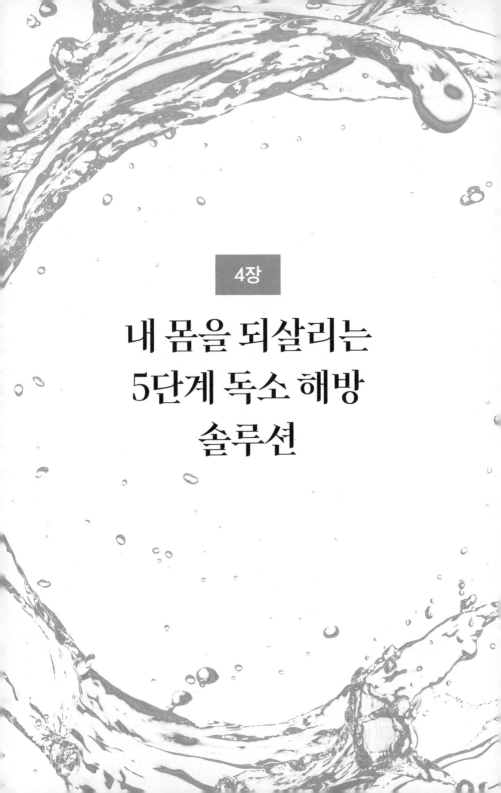

4장

내 몸을 되살리는
5단계 독소 해방
솔루션

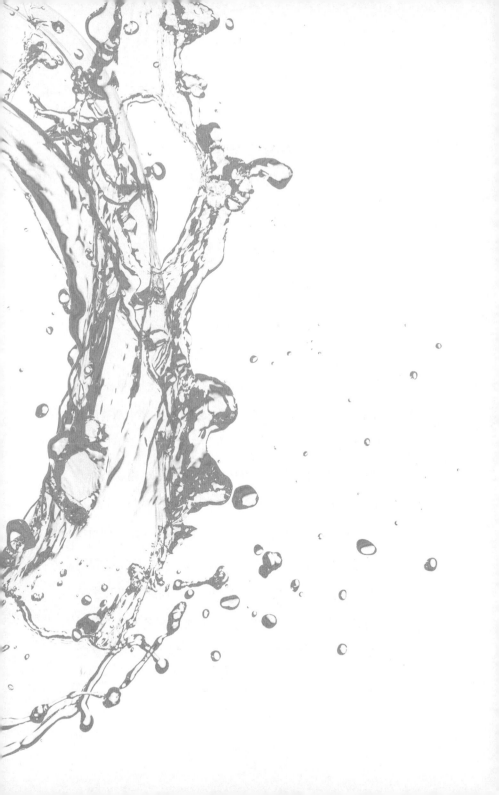

위산 분비는
독소 배출을 위한
선행 조건이다

앞 장에서 독소를 배출시키는 우리 몸의 디톡스 시스템을 살펴보았다. 이제 우리가 해야 할 일은 이 디톡스 시스템이 원활하게 잘 운영되도록 돕는 것이다.

이를 위해 디톡스 시스템을 최적화시킬 5단계 방법을 소개하고자 한다. 위, 장, 간, 담즙, 세포 디톡스 총 5단계로 구성된 독소 해방 솔루션은 디톡스 시스템을 최적화시키기 위해 우리가 어렵지 않게 실천할 수 있는 것들을 단계별로 정리해둔 가이드이다. 그리고 각 단계마다 평소 가장 많이 받은 질문을 토대로 개념적인 부분과 실용적인 내용을 정리해두었다. 각 단계를 실천하면서, 무심코 지나쳤던 우리 몸 부분부분의 기능들을 한번 더 생각해보고,

도와줄 수 있는 기회가 되길 바란다.

맨 처음 다룰 이야기는 '위'다. 독소 해방 솔루션에서 가장 첫 번째 단계인 위의 중요성은 정말 백 번을 강조해도 지나치지 않다. '나는 소화가 잘되는데?' 하며 이 부분을 건너뛰지 않기를 꼭 당부드린다.

디톡스 시스템에서 위가 장의 상사로 언급되었던 것을 기억할 것이다. 디톡스 시스템의 마지막 종착지인 장의 업무 효율을 결정하는 위가 독소 해방 솔루션의 대망의 첫 번째 단계다.

나는 치료를 시작하는 환자뿐 아니라, 소셜미디어에서 만나는 모든 사람에게 이런 이야기를 하곤 한다. 위에 문제가 생기면 그다음 진도를 나갈 수 없다고. 일단 위부터 바로 세워야 한다고.

위의 기능에서 가장 중요한 것이 바로 '위산'이다. 그래서 1단계에서 우리가 할 일은 위가 위산을 잘 만들어내도록 도와주고, 위가 적절한 '산성 환경'을 유지하도록 돕는 것이다.

그 원리는 간단하다. 첫 번째, 위산을 만드는 것은 결국 위의 세포들이다. 위의 세포들이 다치지 않아야 하고, 만약 다쳤다면 얼른 회복시켜야 한다. 두 번째, 회복이 되고 나면 스스로 위산을 충분히 분비할 수 있을 때까지, 혹은 그 이후로도 적절한 '산성' 환경을 조성해주어야 한다.

위를 손상시키는 원인에는 무엇이 있나요?

한국인의 위내시경 소견에서 가장 흔한 것이 바로 '만성위염'이다. 위염은 위에 염증이 존재함을 의미한다. 염증으로 인해 손상된 세포는 위산 분비뿐만이 아니라, 위세포를 보호하는 점액 분비기능도 떨어진다. 위산 분비가 줄어들면 위의 살균, 소화 기능이떨어진다. 그리고 점액 분비 기능이 떨어지면 위세포들은 각종 음식물들과 위산에 더 쉽게 노출되는데, 이렇게 되면 위세포들에 염증이 일어날 가능성이 더 높아진다. 위 기능은 염증과 함께 악순환의 고리에 빠지는 것이다.

위의 염증을 유발하는 가장 대표적인 음식이 바로 술과 맵고 자극적인 음식이다.[1, 2] 맵고 자극적인 음식을 좋아하는 한국인에게서 위염의 유병률이 아주 높은 것은 결코 우연이 아니다.

그리고 음식 외에도 위 건강에 정말 큰 영향을 미치는 요소가있다. 바로 헬리코박터균 감염이다. 헬리코박터균은 만성위축성위염, 위암 등의 아주 강력한 유발인자인데, 한국인의 헬리코박터균 감염률은 무려 50~60%에 달한다.[3]

현재 국제적인 가이드라인에 따르면 헬리코박터균에 감염되어있다고 하더라도, 반드시 제균 치료를 해야하는 것은 아니다. 하지만 최근 연구들에서는 위암 예방을 위해서는 적극적으로 제균

치료해야 한다는 주장이 발표되고 있다.[4, 5]

내 개인적인 경험으로는 헬리코박터균을 발견하면 제균 치료를 하는 것을 추천한다. 헬리코박터균은 위에서 지속적으로 염증을 유발할 뿐 아니라, 위산의 기능을 떨어뜨리는 역할도 하는데, 이렇게 위산의 역할이 지속적으로 방해를 받으면 결과적으로 장에도 영향을 끼친다.[6, 7] 실제 환자를 볼 때도 헬리코박터균을 치료하지 않고 장을 먼저 치료하면 장 문제가 재발하는 경우가 많았다. 장 관련 증상이 있거나 디톡스 시스템에 문제가 있다고 생각되는 분들은 헬리코박터균 발견 시 치료하는 것을 추천한다.

위산이 부족하면 어떤 증상이 나타나나요?

'위산 부족'은 특정한 하나의 증상으로 단번에 알아차리기는 어렵다. 하지만 정말 다행인 건 조금만 관심을 가지고 살펴보면, 우리 몸 여기저기서 보내는 '위산 부족'의 신호를 알아챌 수 있다. 찬찬히 한번 살펴보자.

위산이 부족하면 어떤 문제가 생길까. 위산의 역할은 '살균과 소화'였다. 앞 장에서 살균이 잘 안 될 경우, 똑같은 음식을 먹어도 유독 탈이 더 잘 날 수 있다고 이야기했다. 그렇다면 두 번째, 소화가 안 되면 어떤 일이 생길까? 소화를 제대로 못 하는 위는 비실비실해서 자기 일을 제대로 못하고 장에게 일을 떠넘기는 상사가 되어 장을 힘들게 만든다고 설명했다. 이렇게 음식물들이 제대로 소화되지 않으면, ① 먹은 음식물 속 영양소가 제대로 흡수되지 못하고 ② 소화가 덜된 음식물 덩어리들이 몸에서 염증을 일으키는 두 가지 문제를 발생시킨다. 즉, 위산이 부족하면 똑같이 음식을 먹어도 제대로 흡수는 안 되고 염증만 발생하는 것이다.

위산이 부족할 때 가장 먼저 부족해지는 영양소들이 있다. 바로 단백질과 미네랄이다. 첫 번째, 단백질 부족 증상부터 살펴보자. 앞서 위산이 부족하면 소화 효소가 있더라도 고깃덩어리가 완전히 분해되지 못하는 걸 눈으로 확인했다. 위산이 없으면 단백질이 제대로 분해되어 흡수될 수 없다. 그런데 단백질은 우리 몸에서 너무나 많은 곳에 필요한 필수 영양성분이다. 근육을 만들 뿐만 아니라, 몸의 기능을 담당하는 효소, 수용체 등의 수많은 일꾼들을 만드는 재료이기도 하다. 단백질은 우리 몸에서 이토록 필수 불가결한 역할을 담당하다 보니, 음식을 통해 흡수하는 단백질이 부족해지면 우리 몸은 가장 만만하고 생명에 덜 중요한 곳부터 단백질 공급을 줄여나간다. 대표적인 곳이 바로 손발톱과 머리카락이다. 그래서 손발톱이 부러지고, 머리카락이 가늘어지거나, 머리가 빠지고 있다면, 꽤 오랜 기간 위산 분비가 저하되어 단백질 공급이 충분하지 않음을 짐작해볼 수 있다. 우리가 너무나 당연히 노화로 받아들이고 있는 근감소증 또한 나이가 들면서 감소하는 위산 저하로 인한 증상 중 하나일 수 있다.

두 번째, 미네랄 부족 증상을 살펴보자. 아연(Zn^{2+}), 셀레늄(Se^{2+}), 철(Fe^{2+}) 등 우리 몸에 필수적인 미네랄들은 양전하를 띠는데, 보통 음식물 속에 존재할 때는 다른 음전하를 띠는 물질들과 결합을 이루고 있다. 그런데 강력한 위산에 의해 산성 환경이 조성되면 이 미네랄들은 음전하를 띠는 물질들과의 결합에서 마침내 해방되고, 이때서야 우리 몸에 흡수 가능한 양이온 형태가 된다. 그런데 위산이 부족해지면, 음이온을 띠는 물질과의 결합이 풀어지지 않으니, 많은 미네랄이 우리 몸으로 흡수되지 못하고 몸 밖으로 배출되어버린다. 이것이 많은 사람들에게 미네랄 결핍이 있는 이유다.

10년 넘게 빈혈이 낫지 않던 여성 환자에게서 위산 부족으로 인한 증상을 발견한 적이 있다. 이 환자는 아무리 철분제를 먹어도 빈혈이 낫지 않아, '평생 낫지 않겠구나' 하며 치료를 포기한 상태라고 했다. 물론 다른 치료를 병행하긴 했지만, 검사상 위산 부족이 의심되어 위산을 보충해주었더니 10년 넘게 낫지 않던 빈혈이 3개월 만에 치료되었다.

검사 결과를 보고 놀라던 환자의 표정이 아직도 생생하다. 이런 케이스를 보면 위산이 미네랄 흡수에 있어 얼마나 중요한 역할을 하는지 깨닫게 된다.

아무리 철분을 먹어도 빈혈이 나아지지 않는 사람들, 아무리 칼슘을 먹어도 골다공증이 나아지지 않는 사람들은 반드시 위산 부족을 의심해보길 바란다.[8]

그리고 절대 놓치지 말아야 할 증상이 또 한 가지 있다. 바로 '배에 가스가 차는 증상'이다. 이건 방귀를 많이 뀌는 것과는 약간 다르다. 배에 가스가 차본 사람들은 이 말을 듣자마자 무슨 느낌인지 알 것이다. 밥을 먹고 나서 30분에서 1시간이 지나면 배 중앙 부근에서 가스가 차오르면서 배가 빵빵해지는 느낌이 든다. 트림으로도 안 나오고, 방귀로도 안 나오는 불편한 공기가 배에 가득 들어찬 느낌이다. 이 배에 가스가 차는 증상이야말로 위산 부족을 의심해볼 만한 대표적인 증상이다.

배에 가스가 차는 것과 위산 부족이 무슨 상관인지 궁금할 수 있다. 여기에는 정말 놀라운 인체의 신비가 녹아들어 있다. 앞서 살균과 소화라는 위산의 두 가지 역할을 살펴보았다. 그런데 위산의 역할은 위뿐 아니라 그 아래 이어진 소장까지 아주 큰 영향을 미친다. 위산이 부족할 경우, 위의 음식물들은 충분히 분해되거나 소화되지 못하고 일부 균들이 살균되지 못한 상태로 소장으로 내려가게 된다. 원래 소장은 초입인 십이지장 부근에서 나온 여러 가지 소화효소로 추가적인 소화와 흡수가 일어나는 곳으로 세균들은 거의 존재하지 않는다. 그런데 위산 부족은 이런 소장의 상황을 뒤흔들어놓게 된다. 제대로 소화되지 않은 음식물들 속에 균까지 섞인 파도가 밀려내려 오는 상황이 되어버리는 것이다. 균들이 싫어하는 '산성' 환경은 소화효소에 의해 중화되었고, 영양분까지 제공되니, 이곳에 살아남은 균들은 제멋대로 음식물을 대사하고 증식하게 되는데, 이 과정에서 많은 양의 가스가 발생하기도 한다. 이것이 식사를 마친 30분에서 1시간 후, 음식이 소장에 도달하기 시작했을 때 배에 가스가 차는 증상이 발생하는 이유다. 이를 의학 용어로는 SIBOSmall intestinal bacterial overgrowth라고 부른다.[9, 10]

이 증상들은 '위산 부족'을 해결하지 않는 한 호전되기가 어렵기 때문에 더욱 중요하다. 아무리 영양제를 한 움큼씩 먹는다고 한들, 고기를 매끼 먹는다고 한들 흡수를 하지 못하면 오히려 문제만 생기게 되는 것이 몸의 생리다. 그러니 위산 부족 증상이 있는 사람들은 일단 위부터 좋아지게 해야 한다는 것을 반드시 기억하길 바란다. 위가 좋아져야 그다음 단계의 디톡스 시스템 구축이 가능하다.

아래 위산 부족을 의심할 수 있는 증상들을 체크해보고 해당하는 내용이 많다면, 다음에 나오는 개선 방법을 꼭 잘 실천해보자.

위산 부족 증상 체크 리스트[11]

급성 증상	해당 체크		만성 증상	해당 체크
소화가 잘 안 된다			손발톱이 부러진다	
배에 가스가 찬다			머리카락이 빠진다	
설사를 자주한다			머리카락이 가늘어진다	
변비가 심하다			피로감이 가시지 않는다	
위산이 역류한다			두통이 잦다	
속 쓰림 증상이 있다			손발끝이 저리거나 감각이 둔하다	

위산이 많아서 속이 쓰린 게 아닌가요?

위산 부족에 관한 이야기를 하면 가장 많이 받는 질문 중 하나다. 위는 정말 강한 산임에도 우리의 위벽과 점막이 워낙 튼튼하게 보호하고 있다 보니, 위산의 존재를 느끼는 경우가 많지 않다. 이런 위산의 존재를 느끼게 되는 대표적인 경우가 두 가지 있다. 첫 번째는 위산이 역류해서 위산이 식도 점막에 닿을 때(역류성식도염), 두 번째는 위의 점막이 손상되었을 때(위미란, 위궤양)이다.

두 경우 모두 치료할 때 가장 많이 처방하는 약이 바로 '위산 분비 억제제'이다. 위산을 줄이면 식도로 역류가 일어나더라도 덜 따갑고, 위 점막이 손상되더라도 위세포들이 받는 산의 영향이 덜하기 때문에 증상이 호전된다. 그렇다 보니, 역류성식도염이나 속쓰림이 있으신 분들의 경우, 위산이 많아서 이런 문제가 생기는 것으로 생각하고, 위산을 줄이는 약을 지속적으로 먹는 경우가 많다.

그런데 여기서 정말 중요한 부분이 있다. 이 문제들의 대부분은 '위산 분비 과다'보다는 다른 문제로 인해, 즉 위산이 원래 있어야 할 곳 이외에 다른 곳에 존재했을 때 발생한다. 역류성식도염은 위산이 역류해 '식도에 닿아서', 속쓰림은 점막 위에 있어야 할 위산이 점막의 손상이나 부재로 인해 '위벽에 직접 닿아서' 생기는 문제이다.

역류성식도염은 위의 음식물이 식도로 역류해서 생기는 문제인데, 이를 치료하기 위해서는 역류가 일어나는 이유를 파악해야 한다. 가장 대표적으로는 밥을 먹고 바로 몸을 기대거나 눕는 습관, 과식하는 습관 등이 있다. 식도와 위 사이에는 역류를 방지하는 조임 근육이 있는데, 이 근육을 느슨하게 만드는 술, 커피 등을 너무 자주 마시는 것도 원인이 된다.[12] 그런데 이런 걸 고치려면 내 삶에서 고쳐야 할 게 너무 많으니, 일단 위산을 줄여서 식도로 역류하더라도 덜 아프게 만드는 방법을 선택하는 것이다.

위궤양처럼, 아예 조직이 많이 헐어버린 경우에는 위산 분비 억제제를 써서, 그 부분의 상처를 재생시킨 후에 원인을 탐색해보는 게 맞다. 하지만 심하지 않은 속쓰림, 위미란, 위염 같은 경우에는 위세포가 손상될 만한 환경이 무엇이었는지를 찾아보아야 한다. 위를 자극하거나 손상시킬 수 있는 음식, 예를 들어 뜨겁거나 자극적인 음식, 술 등을 자주 먹진 않았는지를 확인하는 게 먼저다. 무턱대고 약만 먹지 말고, 원인을 꼭 되짚어보길 바란다.

소화가 잘되는 데도 위산이 부족할 수 있나요?

이 또한 내가 굉장히 많이 받는 좋은 질문이다. 내가 위산 부족 이야기를 하면 귓등으로도 안 듣는 사람들이 바로 이런 사람들이다. 이른바 '소화가 잘되는 사람들', '시도 때도 없이 배고픈 사람들'이다. 다음 케이스를 함께 살펴보자.

30대 여성인 지연 씨는 평소 소화가 굉장히 잘되는 편이었다. 그래서 20대 시절에는 식사 후 돌아서면 배고픈 느낌을 받았다. 그런데 30대 중반이 된 이후 지속적인 가려움, 비염 등의 알레르기 증상이 발생하여 병원에 내원했다. 이분은 본인의 소화 능력에 굉장히 자신이 있어서, 소화기 문제로 두드러기가 발생할 수 있다는 말을 곧이 듣지 않았다. 이럴 경우에는 원인을 찾기 위해서 포괄적인 검사를 하게 된다. 결과는 과연 어땠을까? 내 예상처럼 이분은 위산 분비 지표가 매우 낮아진 상태였고, 위산 분비 저하에서 자주 동반되는 음식물에 대한 과민 반응도 이미 많이 일어나고 있는 상태였다.

한평생 소화 기능에는 문제가 없다고 믿었던 지연 씨는 적잖이 당황한 기색을 보이며 나에게 물었다.

"저는 정말 소화가 잘된다고 느끼는데, 검사 결과가 이렇게 나온 이유가 뭐죠?"

소화에는 물리적 소화와 화학적 소화, 두 가지 종류가 있다. 지연 씨처럼 시도 때도 없이 배고픈, 그러니까 음식이 위에서 장으로 아주 잘 '이동'하는 사람은 물리적 소화가 잘되는 사람이다. 그렇다면 물리적 소화가 안 되는 대표적인 증상은 뭘까. 바로 자주 체하는 것이다. 이런 물리적 소화에는 자율신경계의 역할이 크게 작용한다. 심한 스트레스를 받을 때 급체가 발생하는 이유, 예민한 사람들이 소화가 잘 안 된다고 호소하는 이유 모두 물리적 소화와 큰 연관이 있다.

반면 화학적 소화는 실제로 음식물이 얼마나 제대로 소화되는지에 관한 것이다. 위산, 소화효소, 담즙이 얼마나 잘 분비되어 음식물이 얼마나 잘 분해되고 잘 흡수될 수 있는 상태가 되는지와 연관된다. 물리적 소화가 잘된다고 해서, 화학적 소화 또한 잘되는 것은 아니기 때문에 지연 씨처럼 본인은 소화가 매우 잘된다고 느끼지만, 실제로 화학적 소화는 잘 안 되는 경우가 생기는 것이다.

그래서 물리적 소화가 잘되어 평소 소화 기능에 대해 자신하는 사람들도, 화학적 소화가 잘되는지 위에 나열한 '위산 부족' 증상을 비롯해 다양한 염증의 여부를 통해 꼭 확인하길 바란다.

위산이 부족할 때는 어떻게 해결하나요?

위산은 말 그대로 '산성'인 성분이기 때문에 위산이 부족할 때는 산성 성분을 보충해주는 것이 도움이 될 수 있다. 가장 간편한 방법은 애사비(애플 사이다 비니거, 사과 식초)를 식사 전 혹은 후에 먹어주는 것이다. 애사비 한 큰술(약 15ml)을 물 100ml~120ml 정도로 희석해서 먹어주면 위의 산성 환경을 유지하는 데 도움이 된다.

특히 이 방법은 부모님들께 꼭 알려드리기를 바란다. 나이가 들수록 위산 분비는 감소하는 경향을 보이기 때문에[13], 애사비 먹는 법을 부모님께 알려드리면 육류나 생선을 편안하게 소화시킬 수 있을 것이다. 이로 인해 단백질, 미네랄 흡수가 좋아지면 장기적으로는 근감소, 골감소를 막는 효과를 볼 수 있다.

단, 먹을 때 주의할 점이 하나 있다. 애사비는 산성을 띠고 있기 때문에 희석하지 않고 마실 경우 식도 점막이나 치아 에나멜에 손상을 줄 수 있다. 애사비를 마실 때는 목이나 식도가 따갑지 않은 정도로 충분히 희석하고, 먹을 때는 빨대를 이용해 치아 손상을 방지하는 것을 추천한다.

애사비를 먹으면 속이 쓰린데, 마셔도 될까요?

애사비는 위산보다 약한 산이다. 애사비를 먹었을 때도 속이 쓰리다는 것은 위의 세포들이 손상되어 있다는 증거다. 이런 분들은 역류성식도염과는 달리, 위산이 역류하는 게 문제가 아니라, 위점막이 제 역할을 못해 위의 세포들이 위산에 노출되어 손상되는 것이 핵심적인 문제다. 그렇다면 이분들은 위를 이 상황까지 몰고 온 원인을 파악하는 것이 중요하다. 즉, 이렇게 위를 손상시킨 나의 식습관이 무엇인지 파악해야 한다.

본인의 식단에서 원인이 되는 음식들을 파악한 다음, 이 음식들의 섭취를 줄이는 것이 첫 번째 해결 방법이다. 앞서 언급한 술과 맵고 자극적인 음식뿐 아니라, 먹고 나면 속쓰림이 심해지는 음식이 없는지 관찰해보면 좋다. 혹시 이런 음식들을 먹지 않는데도 속이 쓰린 사람들은 진통소염제 혹은 스테로이드를 먹고 있지 않는지 확인해봐야 한다.

스테로이드와 비스테로이드성 진통소염제 모두 염증을 줄이는 역할을 하는 약물로 다양한 질환에 흔히 사용된다. 그런데 이 약들에는 치명적인 부작용이 있다. 이 부작용은 오래 복용할 경우 더 극명해지는데, 바로 위의 점막 생성을 줄이는 것이다.[14] 그래서 이 약들은 오래 먹지 않는 것이 가장 좋고, 어쩔 수 없이 장기적으로 써야 할 경우에는 위 점막을 보호해주는 것이 필수적이다.

음식, 약 등 위벽 세포를 손상시키는 원인을 파악했는가? 이걸 피하고 나면, 위점막을 회복하는 단계로 넘어갈 수 있다.

위점막을 보호할 수 있는 가장 대표적인 음식으로 마가 있다.[15] 그래서 위세포들의 활동이 가장 덜 활발한 첫 끼 식사 때, 마를 먹어주면 도움이 된다. 마만 먹어도 당연히 좋지만, 조금 더 맛있게 먹고 싶을 때는 마와 바나나를 같이 넣어서 갈아 먹는 '마나나 주스'를 추천한다. 바나나를 선택한 이유는 위손상이 있는 경우 약간의 신맛만으로도 속이 쓰릴 수 있기 때문에 산도가 낮은 과일이 적합하기 때문이다.

마와 바나나를 갈아 먹을 때 우유를 함께 넣어서 갈아 먹는 경우가 많은데, 우유는 위가 안 좋을 때 추천하는 식재료는 아니다. 소화가 안 될 경우 분해가 잘 되지 않아 장에서 염증을 일으킬 수 있는 대표적인 단백질이 포함되어 있기 때문이다. 그리고 마지막

재료는 올리브오일이다. 올리브오일의 항산화 성분인 폴리페놀은 활성산소에 의한 세포 손상을 막고, 염증 완화에도 도움이 되며 위 보호 효과가 있다는 동물 실험 결과가 있으니 넣어주면 도움이 될 것이다.[16] 마나나 주스 레시피는 한 끼 식사 대용으로 먹을 만한 1인분을 기준으로 했으니, 아침 식사로 활용해보길 바란다.

마나나 주스 레시피

마	200g
바나나	1개(약 120g)
올리브오일	1티스푼(5mℓ)
물	30mℓ

위의 염증은 절대로 오래 방치하지 말고, 최대한 빨리 개선해야 한다. 위의 개선 없이는 다음 단계가 없기 때문이다. 얼른 위를 개선해서 위산분비억제제를 사용하지 않는 단계가 되어야, 부족한 위산을 회복하고 다음 단계로 넘어갈 수 있다.

장운동과
장내세균총의 균형이
배출의 핵심이다

위를 정상화했다면, 이제는 장 차례이다. 장이 제대로 움직이지 못하면 간에서 아무리 해독을 해서 내보내더라도 독소들이 정체되어 몸에서 빠져나갈 수가 없다. 게다가 장내세균이 건강하지 않으면, 유해균들이 늘어나 독소에 붙여둔 수용성 물질을 떼어내고 독소가 간으로 다시 흡수되게 만든다. 간에게 다시 해독해야 할 짐으로 되돌아오는 것이다.

디톡스 시스템을 최적화하기 위해 '장'에게 필요한 것은 장의 원활한 움직임과 건강한 장내세균이다. 이 두 가지를 위해 필요한 것들을 살펴보기로 하자.

장운동이 원활하려면 무엇이 중요한가요?

한 번 더 강조하지만 장운동이 원활해지기 위해서는 1단계 위를 바로잡는 것이 첫 번째다.

1단계를 잘 진행했다는 전제하에, 2단계로 넘어가보겠다. 2단계에서는 장에 염증이 발생하지 않도록 해야 한다. 장에 염증을 일으키는 물질에는 대표적으로 식중독의 원인이 되는 세균과 바이러스가 있다. 노로바이러스에 감염되면 아주 심한 설사를 한다는 건 이미 다들 알고 있을 것이다. 균이나 바이러스 이외에도, 다양한 음식들이 장에서 염증을 일으키는데, 장에 염증이 생기면 장의 움직임은 평소에 비해 빨라지거나 느려지는 변화를 맞게 된다.

장에 염증을 일으키는 음식들에는 크게 세 가지 종류가 있다. 첫 번째는 소화가 잘되지 않는 음식들이다. 밀가루, 유제품 등이 대표적이다. 밀가루와 유제품에 포함된 단백질(글루텐gluten과 카세인casein)에는 소화효소에 의해 분해되기 어려운 특이한 아미노산amino acid● 서열이 있는데, 이 때문에 소화효소에 의해 제대로 분해되지 않는 경우가 흔하다.[17]

● 단백질의 기본 구성 단위. 20종의 아미노산이 다양한 조합으로 결합하여 단백질을 형성한다. 우리 몸의 성장, 회복, 에너지 생성에 필수적인 영양소다.

제대로 분해되지 않고 덩어리째 장으로 떠내려온 단백질들은 흐트러진 장벽의 틈을 타 몸 내부로 새어 들어온다. 우리 몸에게 장벽 사이로 새어들어 온 단백질 덩어리들은 정체 모를 외부 물질들이다. 이 외부물질들의 존재를 침입으로 인식한 우리 몸은 항체와 면역세포를 동원해 이를 제거하기 위한 염증 반응을 일으킨다. 이렇게 장이 외부 물질들을 제거하기 위한 염증 반응에 총력을 기울이고 있으면, 장의 움직임을 담당하는 기능들은 저하될 수밖에 없고, 장운동에도 문제가 생긴다.

여기서 잠깐 짚고 넘어가고 싶은 중요한 개념이 있다. 평소 우리의 장벽은 탄탄한 겹겹의 방어선을 구축하고 있다. 하지만 어떤 이유에 의해 이 방어선이 무너졌을 때, 무너진 장벽의 틈을 타 장내 물질들이 몸 안으로 새어 들어오는 현상이 발생한다. 이를 장누수leaky gut라 부른다. 우리 몸은 이렇게 새어 들어온 물질들을 없애기 위해 격렬한 염증 반응을 일으키는데, 이런 이유로 장누수가 발생하면 염증이 수반되고, 결국 장의 움직임에까지 영향을 주게 된다.[18]

두 번째는 당독소가 많은 음식들이다. 가공식품, 튀김, 베이커리류 등이 대표적이다. 이런 음식들에는 당독소가 다량 포함되어 있는데, 당독소 또한 장누수를 일으킬 수 있다. 장이 누수된 틈을 타 몸으로 새어 들어온 당독소는 장뿐 아니라 몸 곳곳에서 염증을

일으키는 원인이 된다.[19]

세 번째는 장내세균을 변화시켜 염증을 만드는 음식들이다. 바로 설탕과 정제탄수화물 등이 대표적이다. 장의 염증을 줄이고, 장운동을 도와주는 유익균들은 식이섬유를 먹고 자라는 반면, 장의 염증을 증가시키는 유해균들은 당분을 먹고 자란다. 유해균은 누수된 장을 통해 몸 곳곳에서 염증을 일으키기도 하고, 장의 움직임을 너무 느리게 혹은 너무 빠르게 만들기도 한다.[20]

이런 이유로 나는 장에 염증이 있는 사람들에게는 밀가루·유제품·설탕·가공식품·튀김 이 다섯 가지만 섭취를 줄여보라고 이야기한다. 지키기 정말 어렵다는 걸 알지만, 딱 한두 달만 해보면 장과 몸의 컨디션이 정말 많이 달라지는 걸 느낄 수 있을 것이다.

변비를 없애는 데 무엇이 도움이 될까요?

변비를 없애는 데 무엇이 도움이 되는지에 대한 질문도 정말 많이 받는다. 우리가 가장 흔히 알고 있는 변비 개선 방법은 '식이섬유 공급'이다. 그런데 식이섬유를 먹는 것만으로 다 치료가 된다면, 변비로 고통 받는 사람의 수는 훨씬 적었을 것이다. 식이섬유 공급만으로 효과를 볼 수 없는 이유는 변비 해결을 위해 반드시 앞에서 언급한 두 가지가 선행되어야 하기 때문이다. 첫 번째, 위의 기능을 바로잡고, 두 번째, 장의 움직임을 방해하는 염증을 줄여야 한다. 이 두 가지가 선행된다면, 식이섬유는 변비에 큰 도움이 될 수 있다.

식이섬유가 변비에 도움이 되는 원리를 한번 살펴보자. 대변은 무엇으로 구성되어 있을까? 대변에서 가장 큰 부분을 차지하는 게 뭘까? 이 질문을 해보면, '음식물 찌꺼기'라고 대답하는 사람들이 가장 많다. 그런데 대변의 구성을 보면 재밌는 부분이 있다. 가장 많은 부분을 차지하는 수분을 제외하면, 그다음 많은 부분을 차지하는 것은 바로 장내세균이고, 음식물 찌꺼기는 그다음이라는 것이다.[21] 이는 대변의 부피를 증가시켜 변비를 개선하려고 할 때, 어떤 부분이 중요한지를 알려주는 기준이 될 수 있다. 즉, 대변의 부피를 증가시키기 위해서 필요한 것은 ① 물, ② 충분한 장내세균, ③ 소화되지 않는 음식 성분인 것이다.

실제로 탈수는 만성변비의 흔한 원인 중 하나로 알려져 있다.[22] 몸에 수분이 부족하면 우리 몸은 몸에서 빠져 나가는 물 한 방울까지 재흡수하기 때문에, 대변이 적절한 양의 수분을 포함하지 못해 딱딱해지고, 장이 대변을 원활하게 배출시키는 데 큰 장애물이 된다.

②와 ③을 함께 해결할 수 있는 방법이 바로 식이섬유다. 식이

섬유는 크게 두 가지 역할을 할 수 있는데 첫 번째는 장내세균, 특히 유익균의 먹이가 된다. 이런 식이섬유들은 대부분 물에 용해되는 '수용성' 식이섬유에 해당한다. 수용성 식이섬유들은 유익균의 먹이가 되어 유익균을 증가시킬 뿐 아니라, 대변을 구성하는 장내세균의 부피를 늘려줄 수 있다. 또한 유익균들이 이 식이섬유를 분해해서 만들어낸 단쇄지방산short chain fatty acid, SCFA은 우리 몸에서 여러 가지 긍정적인 역할을 하는데, 최근에는 장운동에도 영향을 미친다는 연구 결과들이 발표되었다.[23]

수용성 식이섬유는 유익균을 증가시켜 대변의 부피도 증가시키고, 유익균들이 만들어낸 물질을 통해 장운동에도 긍적적인 영향을 미칠 수 있다. 변비 치료에 많이 쓰는 '차전자피psyllium husk*'가 유익균의 먹이가 될 수 있는 대표적인 수용성 식이섬유다. 콩, 사과, 당근 또한 수용성 식이섬유를 포함한 대표적인 음식들이다.

식이섬유의 두 번째 역할은 소화되지 않는 음식물 찌꺼기가 되어 대변의 부피를 증가시키는 것이다. 물에 용해되지도 않고, 소화도 되지 않는 식이섬유를 '불용성' 식이섬유라고 부른다. 소화되지 않은 식이섬유는 대변으로 물을 끌어들이는 효과가 있어 대변의 부피를 증가시키고, 더 부드럽게 만들어주기도 한다. 이 식이

●   질경이 씨앗(차전자)의 껍질(피)로 대변의 양을 늘려 변비를 치료하는 식이섬유의 일종이다.

섬유는 디톡스 시스템에서 매우 중요한 역할을 하나 더 가지고 있다. 바로, 독소들을 배출하는 역할이다. 이 식이섬유는 독소들이 간으로 재흡수되지 않고 대변으로 나갈 수 있도록 돕는 아주 중요한 역할을 수행한다.[24] 불용성 식이섬유는 초록잎 채소에 많이 포함되어 있다. 내가 초록잎 채소의 섭취를 매우 강조하는 이유이기도 하다.

정리해보면, 변비를 개선하기 위해서는 위의 기능을 바로잡고, 장의 염증을 줄인 다음, 물을 충분히 섭취하고, 수용성·불용성 식이섬유들을 골고루 잘 섭취하는 것이 핵심이다.

채소를 먹으면 배에 가스가 차는데 왜 그럴까요?

변비를 극복하고, 건강한 장을 만드는 데 '채소'가 좋다고 해서 열심히 먹었는데, 오히려 배에 가스가 차고, 변비가 생겼다는 사람이 생각보다 정말 많다. 이런 사람 중에는 좌절하며 '나는 채소랑 안 맞는 사람이야' 하며 채소를 더 멀리하게 되는 경우도 있다.

그러나 이런 사람일수록 특히 여기서 좌절하면 안 된다. 이러한 증상은 여러분의 '장'이 보내는 긴급 신호다. 이런 증상은 식단을 급격하게 바꾼 사람에게서 주로 나타난다. 평소 빵 등 탄수화물

170

위주로 먹으며 채소는 거들떠도 안 보던 분들이 변비 때문에 도저히 참을 수가 없어 갑자기 샐러드를 매끼 먹기 시작하는 경우가 대표적이다.

매일 빵 등 탄수화물만 먹던 사람이라면, 장에는 이런 것들을 먹고사는 균들은 창궐한 반면, 채소를 먹고사는 균은 거의 멸종 직전일 것이다. 이런 사람이 갑자기 채소를 먹는다면 어떻게 될까? 채소를 적절히 소화해낼 수 있는 장내세균이 없는 상태에서 채소의 양을 급격하게 늘리면, 미처 소화되지 못한 채소들이 발효와 비슷한 과정을 거치면서 가스가 만들어진다. 제대로 소화되지 못한 대사물과 가스는 배 속을 불편하게 할 뿐 아니라, 장에 염증을 발생시킨다. 그러면 염증으로 인해 장운동이 영향을 받아, 변비나 설사가 악화될 수 있다. 그러니 이런 증상을 경험한 사람들은 그만큼 장내세균의 변화가 절실하다는 뜻이기도 하다.

이런 증상을 완화하기 위한 식단으로 고안된 것이 저포드맵 식단Low-FODMAP diet이다. 채소를 비롯해 발효될 수 있는 음식군을 적게 먹는 식단이다. 이 식단은 초기에 가스가 차거나 복통이 있을 때 증상을 완화시키는 데는 효과적일 수 있지만, 오래 지속할 경우 장내세균의 다양성이 감소하는 등 좋지 않은 결과를 초래할 수 있다. 이런 이유로 채소를 먹었을 때 배에 가스가 차는 사람이라고 해서 무조건 저포드맵 식단을 선택하기보다는, 채소 섭취를 아주 소량에서부터 시작해 서서히 늘려가는 방법을 추천한다. 나의 장내세균이 채소 섭취에 적용할 수 있게 충분한 시간을 주면서, 채소를 소화시킬 수 있는 유익균을 점진적으로 늘려가면 된다. 채소를 먹기 시작한 초기에는 생 채소보다는 익힌 채소 위주의 식단을 시작해보면 좋다.

익힌 채소와 생 채소의 차이를 궁금해하는 사람도 많다. 식물의 경우 동물과 달리 세포가 단단한 '세포벽'으로 둘러 쌓여 있다. 그런데 채소에 열을 가하면, 열에 의해 채소의 단단한 세포벽이 어느 정도 부서진다. 그렇기 때문에 소화효소의 접근이 조금 더 쉬워져 식물의 영양소를 조금 더 쉽게 흡수하고 소화할 수 있다. 반면 생 채소의 경우 단단한 세포벽이 그대로 존재하는 상태이기 때문에 소화 과정에서 조금 더 에너지가 필요하다. 그러니 소화가 잘 안 되는 사람이라면 생 채소보다는 익힌 채소부터 식단에 적용하기를 추천한다.

건강한 장내세균을 늘리는 방법이 있나요?

장내세균이 건강한지를 판단하는 기준은 크게 두 가지가 있다. 바로 '유익균과 유해균의 균형'과 '장내세균의 다양성'이다.[25]

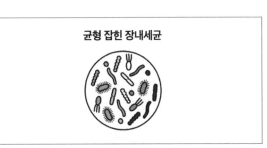

균형 잡힌 장내세균

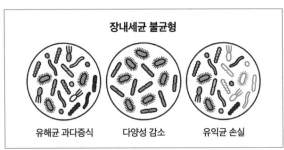

장내세균 불균형

유해균 과다증식   다양성 감소   유익균 손실

첫 번째, 유익균과 유해균의 균형을 먼저 살펴보자. 이 균형을 만드는 것은 다름 아닌, 우리가 먹는 음식이다. 우리가 먹는 음식은 우리만 먹는 게 아니라 장내세균들도 함께 먹는다. 일반적으로 유익균은 다양한 채소를 먹고 자라는 반면, 유해균은 당분을 먹고 자란다.[26]

결국 우리가 먹는 음식에 따라 유익균과 유해균의 비율이 결정된다. 유익균과 유해균의 이상적인 균형을 위해서는 유익균의 먹이인 다양한 채소들을 꾸준하게 먹어주고, 유해균의 먹이인 설탕과 정제 탄수화물 섭취는 줄이는 것이 매우 중요하다.

두 번째, 장내세균의 다양성은 장내세균의 질을 결정하는 정말 중요한 요소다. 앞서 채소들의 식이섬유가 장내 환경 개선에 도움이 된다고 언급했는데 장내세균의 다양성에 있어 식이섬유보다도 더 큰 도움이 된다고 밝혀진 음식이 있다. 바로 발효식품이다. 실제로 발효식품은 식이섬유와 비교했을 때 장내세균의 다양성을 더 효과적으로 증가시킬 수 있다고 밝혀진 바 있다.[27] 김치, 사우어크라우트, 애사비, 낫또 등이 대표적인 발효식품이다.

또 한 가지 중요한 부분은 다양한 종류의 음식을 먹는 것이다. 흔히 '무지개 식단'을 먹으라고 말하기도 하는데, 다양한 색깔의 채소를 골고루 먹기를 권장하는 방법이다. 다양한 색깔의 채소에는 각각의 색깔을 띠게 하는 독특한 성분들이 존재하는데, 다양하게 먹는만큼 그걸 먹이로 삼는 다양한 균이 자랄 수 있다. 장을 볼 때, 매번 사는 식재료 외에 제철 나물이나 새로운 식재료를 의식적으로 선택해 보는 것도 건강한 장내세균을 가꾸는 데 큰 힘이 될 것이다.

유산균을 따로 챙겨 먹는 게 도움이 될까요?

유산균은 정말 많은 사람들이 챙겨 먹는 건강기능식품이다. 물론 일부 유산균은 몸에서 다양한 작용을 하고, 건강에 도움이 될 수 있다는 보고들이 있다. 하지만 '유산균을 먹는 것 자체가 장내 환경을 종합적으로 개선시킬 수 있는가'라는 질문에 대해서는 긍정적인 대답을 하기가 어렵다.

장내 환경은 너무나 많은 요소에 의해 조절된다. 위가 건강해야 하고, 장내 염증이 없어야 하며, 장내세균들이 균형을 이루어야 하고, 장내세균이 다양해야 한다. 이 많은 역할을 외부에서 넣어준 일부의 균들이 해낼 수는 없다. 장내 환경 개선이 먼저이고, 유산균은 그다음이다.

독소 해방 솔루션의 1, 2단계를 잘 수행하고 계신 분들이라면, 유산균 섭취가 부가적인 도움은 될 수 있을 것이라 생각한다.

독소를 재흡수시키는 균을 줄일 수 있나요?

앞서 독소에 붙여둔 수용성 해독 물질을 똑 떼어버리는 장내세균의 위험성을 살펴보았다. 이 이야기를 하면 이런 균들을 줄일 수 있는 방법은 없냐는 질문을 많이 받는다.

그런데 안타깝게도 현재로서는 이런 장내세균만을 특정해서 없애는 방법은 존재하지 않는다. 이런 효소들을 가지고 있는 장내세균이 계속 밝혀지고는 있지만 종류가 너무 다양하기도 하고, 관련 논문을 찾아봐도 이런 균들을 줄일 수 있는 구체적인 방법이 제시되어 있지는 않다. 건강한 식습관을 통해 장내세균의 구성을 바꿔야 한다는 게 유일하게 제시된 방법이었다.[28] 그러니 독소 해방 솔루션 2단계에 제시된 식습관을 꼭 지켜서 독소를 잘 배출하는 장을 가꾸어나가자.

3단계

간에 제대로
영양분을 공급해야
해독이 일어난다

독소 해방 솔루션 1단계와 2단계를 알게 된 것을 축하한다. 위와 장이 올바로 작동하게 되면, 우리 몸에 디톡스 시스템의 중심이 바로 선 것과 같다. 중심이 서고 나면, 그다음부터는 탄탄대로라 해도 과언이 아니다. 이제 우리는 묵묵히, 열심히 일하고 있는 간을 도와줄 차례다.

지난 장에서 우리는 간의 해독 과정이 1단계, 2단계로 나누어져 있다는 것을 배웠다. 독소에 막대기를 꽂는 과정이 1단계, 막대기에 수용성 물질을 붙이는 과정이 2단계였다. 이 과정을 도와줄 수 있는 방법이 있을까? 당연히 있다. 원리는 간단하다. 우리 모두가 먹어야 일을 할 수 있는 것처럼, 간도 잘 먹어야 이 일들을 해낼 수 있다. 간의 해독 단계마다 각각 필요한 영양소들이 있는데, 이를 잘 공급해주면 간의 해독 과정을 도울 수 있다.

각 단계에 필요한 영양소들을 살펴보자. 1단계, 독소에 막대기를 꽂는 과정에서 필요한 영양소는 비타민들이다. 특히 비타민 B군이 많이 쓰인다. 그다음 2단계, 막대기에 수용성 물질을 붙이는 과정에는 단백질이 필요하다. 조금 더 정확히 말하면 단백질이 분해된 형태인 일부 아미노산, 그리고 특이한 아미노산들이 조합을 이룬 글루타치온이 매우 중요한 역할을 담당한다. 글루타치온은 세포 디톡스에서도 언급했었지만, 이후 독소 해방 솔루션 내내 언급될 물질로, 우리 몸의 해독에서 가장 핵심적인 역할을 하는 물질 중 하나다.[29]

그런데 간의 해독 시스템을 도와줄 때는 절대 놓쳐서는 안 될 중요한 원칙이 있다. '간 해독을 도울 때는 2단계부터!'라는 원칙이다.

간의 해독 과정을 한 번 더 살펴보자. 여기서 자세히 봐야 할 부분은 1단계 이후에 생긴 물질이다. 이 물질은 독소에 막대기가 꽂혀 있는 상태로 상당히 불안정하고 위험하다. 뾰족한 막대기가 꽂혀 있다 보니, 이리저리 움직일 경우 우리 몸은 찔리고 상처를 입기 십상이다. 그래서 1단계가 진행되고 나면 재빨리 2단계를 통해 수용성 물질을 붙여 안정화시켜야 한다. 그런데 만약 2단계가 준비되지 않았는데, 1단계만 도와주면 어떻게 될까? 간을 도와주려

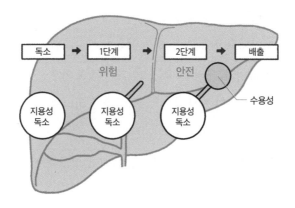

간 해독 시스템

| 독소 | → | 1단계 | → | 2단계 | → | 배출 |

위험　　　　안전

지용성 독소　　지용성 독소　　지용성 독소

수용성

고 영양분을 보충했는데, 오히려 위험한 물질만 가득 만들어지는 상황이 생기고 만다.

　방금 언급한 간의 해독 과정을 염두에 두고 부모님의 밥상을 살펴보자. 부모님의 밥상에는 단백질이 부족한 경우가 많다. 식사로 먹는 단백질은 부족한 상태인데, 건강을 위해서 멀티비타민은 챙겨드시는 경우가 많다. 이것은 간에게 어떤 의미일까? 1단계에 필요한 영양소인 비타민만 공급하고, 2단계에 필요한 단백질은 공급하지 않는 것이다. 이렇게 되면 1단계 후에 생기는 위험한 물질만 가득 만들어지게 된다. 2단계를 먼저 도와주지 않고, 1단계만 무작정 늘려 균형을 깨버리면, 오히려 몸에 해로운 역할을 하는 중간 단계 물질만 많이 만들어내는 역효과를 초래하게 되는 것이다. 이것이 몸의 디톡스 시스템 전반을 이해하지 않은 상태에서 무심코 먹은 비타민이 가져오는 결과다. 내가 환자들에게 "비타민을 드시라"는 이야기를 함부로 못 하는 이유이기도 하다.

그래서 간 해독을 도와줄 때는 2단계부터 도와주는 것이 핵심이다. 2단계가 원활히 진행되고 있을 때에야 비타민으로 1단계를 도와주었을 때 몸에 무리가 가지 않는다.

간 해독을 도와줄 수 있는 방법을 순서대로 정리해보자.

① **2단계를 먼저 도와준 후에, 1단계 도와주기**

② 2단계 | **막대기에 수용성 물질을 붙이는 과정: 단백질 섭취와 글루타치온 생성 촉진**

③ 1단계 | **독소에 막대기를 꽂는 과정: 비타민, 특히 비타민B군 섭취**

간 해독 2단계를 도와주려면 어떻게 해야 하나요?

이번에 말하려는 것이 바로 간 해독을 도와주는 핵심이라 해도 과언이 아니다. 간이 2단계 해독을 진행할 때 가장 중요한 물질은 단백질이라고 했다. 단백질은 아미노산이라는 단위 물질로 이루어져 있다. 20개의 아미노산이 다양한 순서와 형태로 결합되어 단백질을 구성하는데 이중 일부가 간의 2단계 해독 과정에서 매우 중요한 역할을 담당한다. 가장 핵심적인 물질 중 하나인 글루타치온은 세 가지 아미노산(glutamate, cysteine, glycine)이 연결되어 만들어진다. 그렇다면 단백질만 충분히 먹으면 글루타치온이 많이 만들어져서 간을 도와줄 수 있는 걸까?

안타깝게도 글루타치온은 세 가지 아미노산만 있다고 만들어지는 것이 아니다. 이는 마치 레고 조립과 같다. 우리가 조립이 안 된 레고를 샀다고 생각해보자. 표지에는 완성된 멋있는 성 이미지가 붙어 있지만 만들기 전에는 그냥 레고 조각일 뿐이지 않는가?

글루타치온도 마찬가지다. 재료가 되는 아미노산들이 아무리 많다고 해도, 글루타치온을 만들라는 '신호'가 없다면, 우리 몸은 글루타치온을 만들지 않는다. 재료가 되는 아미노산과 글루타치온을 만들라는 신호 모두가 있을 때 비로소 글루타치온을 만들 수 있다. 이것이 앞서 내가 울트라 그린, 십자화과 채소를 강조했던 이유다. 브로콜리, 양배추, 청경채 등 십자화과 채소에 있는 성분들이 글루타치온을 만들어야 한다는 신호가 되어주기 때문이다.[30, 31]

그래서 간 해독 2단계를 도와주기 위해서는 양질의 단백질, 그리고 글루타치온을 만들도록 신호를 주는 십자화과 채소를 충분히 섭취하는 일이 반드시 필요하다.

간 해독 1단계는 어떻게 도와주나요?

2단계를 충분히 도와주면 그때는 1단계가 저절로 되고 있을 가능성이 높다. 양질의 단백질원인 고기·생선·두부·콩 등을 충분히 먹으면서, 십자화과 채소를 함께 먹고 있다면 비타민A, B, C는 충분히 공급되고 있을 가능성이 높기 때문이다.

그리고 장을 도와주기 위해 다양한 종류의 식이섬유와 발효 음식을 함께 섭취하고 있다면 더욱 몸에 필요한 비타민들이 충분히 섭취되고 있을 가능성이 높다. 식사 균형을 잡기가 어려워 영양제를 꼭 추가하고 싶다면 비타민B군을 추천한다. 그러나 강조했듯이, 2단계가 먼저다!

글루타치온을 영양제로 먹는 것도 도움이 될까요?

필름 형태의 글루타치온 건강기능식품이 선풍적인 인기를 끌면서 이 질문을 하는 사람이 정말 많아졌다. 글루타치온은 아미노산 3개로 구성된 물질로, 먹어서 섭취할 경우 다른 여타 단백질들처럼 분해되어 아미노산 형태로 흡수된다. 그래서 이렇게 분해되는 것을 막고 글루타치온의 상태 그대로 체내에 흡수하기 위한 방법들이 고안되었는데, 필름 형태로 점막을 통해 섭취하거나 지방질로 둘러싼 리포소말liposomal 형태로 섭취하는 것이다.

시중에 나온 고함량 필름 제품에는 글루타치온이 75㎎ 정도 함유되어 있다. 일단 함량 자체도 많지 않을뿐더러, 필름 제형에는 다양한 첨가제가 들어간다는 단점이 있다. 리포소말 형태의 글루타치온은 실제로 혈중 글루타치온 농도를 높여주는 효과가 있는 것으로 논문에서 밝혀진 바 있으니, 꼭 먹고 싶은 사람이라면 리포소말 형태를 조금 더 추천한다.[32]

하지만 아무리 외부에서 넣어주어도, 우리의 몸이 자체적으로 생성하는 글루타치온의 양에는 턱없이 못 미치는 것이 현실이다. 그리고 글루타치온을 영양제로 먹느냐, 몸에서 생성을 늘려주느냐는 '물고기'를 주느냐, '물고기 잡는 법'을 가르쳐주느냐의 차이로도 설명할 수 있다. 영양제는 '물고기'이고, 십자화과 채소는 '물고기 잡는 법'이다. 우리 몸에게 영양제를 통해 아주 소량의 물고기를 주는 것보다는 십자화과 채소를 먹어줌으로써 물고기 잡는 법을 알려주는 것이 디톡스를 위해 훨씬 효과적인 방법이다.

담즙 분비는
지용성 독소 배출을
좌우한다

독소 해방 솔루션 1, 2단계에서 우리 몸의 디톡스 시스템을 바로잡아줄 영양소 공급 통로의 기반을 다졌다. 그리고 3단계에서는 간의 해독작용을 도와주기 위해 어떤 영양소가 필요한지, 어떤 영양소부터 공급해야 하는지 알게 되었다. 이것만 해줘도 우리 몸은 스스로 해독하는 힘을 어느 정도 갖추게 된다.

이제 4단계 담즙에서는 이제까지 해독시킨 노폐물과 독소들을 배출하는 과정을 도와주려고 한다.

여기서 잠깐 디톡스 시스템을 되짚어보면, 간의 해독 과정을 거친 독소들 중 물과 친한 독소들은 땀이나 소변으로, 지방과 친한 독소들은 담즙을 통해 장으로 이동해 대변으로 배출된다. 이 두 가지 길 중 조금 더 문제가 많이 생기는 곳이 장을 통하는 지용성 독소의 배출 과정이고, 이 과정에서 핵심 역할을 수행하는 물질이 바로 담즙이다. 담즙 분비를 조절하는 방법에 대해서는 과학적으로 검증된 부분이 많지 않은 것이 현실이지만, 연구 결과들을 퍼즐 조각처럼 맞춰가다 보면 담즙 분비를 원활하게 하는 실마리를 찾을 수 있다.

담즙이 독소들을 데리고 원활하게 장으로 이동하기 위해서는 두 가지 조건이 필요하다.

① 담즙이 잘 만들어져야 한다.
② 담즙이 잘 분비되어야 한다.

당연해보이는 이 두 가지 조건이 중요한 이유는 바로 다음과 같다. 우리 몸의 담즙 생성 시스템은 담즙의 필요량에 따라 피드백을 통해 조절되고 있다. 많이 분비될 일이 없으면, 소진이 덜 되니 덜 만들고, 분비될 일이 많으면, 더 소진되니 더 만드는 식으로 피드백을 통해 체내 담즙의 총량을 정교하게 관리한다.

여기서 담즙 분비와 관련해 우리가 개입할 수 있는 방법은 담즙이 잘 쓰일 수 있는 환경을 만들어주는 것이다. 그래서 독소 해방 솔루션 4단계에서는 담즙이 원활하게 분비되도록 도와주는 세 가

지 방법인 지방이 포함된 식사, 애사비, 올리브오일을 소개하려고
한다.

첫 번째, 지방이 포함된 식사는 상식적으로 생각해봐도 그 이유
를 알 수 있다. 담즙 본연의 목적을 살펴보자. 담즙의 가장 기본적
인 역할 중 하나는 덩어리진 지방을 작은 지방 알갱이들로 분리시
켜서 지방 흡수를 원활하게 돕는 것이다. 그래서 우리 몸은 식사
에 지방이 포함되어 있을 때 담낭을 자극해 담즙이 분비되도록 하
는 시스템을 가지고 있다. 식사에 적절한 지방이 포함되어 있어야
담즙이 나올 이유가 생기는 것이다.

하지만 이렇게 말하면 지방이 포함된 음식을 잘 소화시키지 못
하는 사람들은 어떻게 해야 하는지 의문이 생길 수 있다. 이런 분
들은 아주 소량에서부터 지방량을 늘려가야 한다. 지방이 포함된
음식들을 먹을 때 소화가 불편한 사람들은 이를 피하게 되는 경우
가 많은데, 이렇게 되면 우리 몸은 점점 담즙을 덜 만드는 쪽으로
적응하게 된다. 아주 소량에서부터 조금씩 지방량을 늘려나가되,
뒤에서 말할 담즙 분비를 촉진할 수 있는 음식들을 함께 먹어보는
것을 추천한다.

담즙 분비를 개선시키는 음식에 대한 연구는 많지 않지만, 애사
비와 올리브오일은 담즙 분비를 원활하게 한다는 실험 결과가 있
는 몇 안 되는 음식들이다.

각각의 방법에 대해 조금 더 자세히 살펴보자.

어떤 지방을 먹는 것이 좋을까요?

아주 좋은 질문이다. 지방을 먹을 때 주의할 점이 있다. 앞서 2장에서 농약 사용의 문제점을 이야기하며 언급했던 다양한 '지방과 친한 독소'들을 기억하는가? 지방과 친한 독소들이 해독되지 않을 경우 몸 안에서 자리를 잡는 곳이 바로 지방이다. 이는 인간뿐 아니라 동물에게도 해당된다. 그러니 목초를 먹고 자랐거나, 항생제 없이 자라는 등 특별히 관리되지 않은 동물의 지방을 먹는 것은 동물이 지방 속에 모아둔 지용성 독소를 한꺼번에 먹는 것이나 다름없다. 지방을 선택할 때는 자라는 환경이 매우 좋은 동물에서 온 것이 아니라면, 식물성 원료에서 비롯된 지방을 추천한다.

식물성 원료에서 비롯된 지방을 먹을 때도 주의할 점이 있다. 건강한 '불포화지방'임을 강조하는 많은 오일류는 '오메가6'가 주요 성분인 경우가 많다. 오메가6는 염증을 증가시키는 대표적인 물질이다. 식용유로 가장 흔하게 사용하는 콩기름, 해바라기씨유, 포도씨유 등이 이에 해당한다. 그래서 식사에 추가할 지방 성분으로는 오메가3가 많이 든 들기름이나 오메가9 위주의 올리브오일,

아보카도오일 등의 오일류, 아보카도, 올리브 등의 식재료를 추천한다.

애사비는 담즙 분비에 어떻게 도움이 되나요?

애사비는 앞서 위의 산성 환경을 유지하는 데도 도움이 될 수 있다고 말했다. 또한 애사비에 있는 '아세트산'이라는 성분은 아주 다양한 역할을 할 수 있는데 식후 혈당을 낮추고, 인슐린 저항성을 줄이며, 근육이 당을 더 잘 쓰게 하는 등 당뇨와 혈당 관리에도 큰 도움이 된다고 알려져 있다.[33]

여기에 한 가지 더 효과가 있는데, 그것이 바로 담즙 분비다. 이 기전에 대해 정확히 밝혀지진 않았지만, 연구자들이 추측하고 있는 효과는 다음과 같다.

우리 몸에는 담즙 분비를 자극하는 여러 가지 기전이 있다. 앞에서 음식에 지방이 포함되어 있으면 특정 호르몬이 나와 담즙 분비를 자극한다고 했다. 여기에 더해 우리 몸에는 '세크레틴secretin'이라고 하는 호르몬이 있는데, 이 호르몬은 담즙이 분비되는 관인 담관에서 담즙 분비를 증가시키는 능력을 가지고 있다. 애사비를 먹으면 이 세크레틴 농도가 증가한다는 사실이 밝혀진 바 있는데, 연구자들은 이를 토대로 애사비 내의 아세트산이 세크레틴을 자극해서 담즙이 더 잘 분비될 수 있도록 돕는 것으로 추측하고 있다.[34] 앞서 위를 돕는 단계에서 소개한 애사비를 마시는 방법은 위산 부족을 해결해줄 뿐 아니라, 담즙 분비를 원활하게 하는 데도 도움이 될 수 있으니. 식사 전후 애사비는 꼭 챙겨주시길 바란다.

올리브오일이 담즙 분비에 도움이 된다는데
어떻게 먹으면 가장 효과적일까요?

올리브오일은 세계적인 장수 식단 중 하나인 '지중해 식단'의 주요 식재료 중 하나로, 정말 많은 건강상의 이점을 가진 음식으로 알려져 있다. 올리브오일 섭취와 심장병 위험과의 연관성을 조사한 최근 연구에서도 올리브오일을 섭취한 사람들에게서 심장병 위험도가 낮게 나타났다는 연관성을 확인하기도 했다.[35]

이런 이유로 올리브오일의 효과에 대해서는 다양한 연구가 이루어지고 있는데, 담즙 분비에 관한 효과는 2003년에 시행된 쥐 실험을 통해 알려졌다. 이 실험에서 쥐에게 올리브오일을 먹였을 때 담즙 분비가 증가한 것이다.[36]

그런데 더욱 흥미로운 결과가 있었다. 올리브오일을 먹여 담즙 분비가 증가된 쥐의 혈중 콜레스테롤이 감소되는 추가적인 효과가 나타난 것이다. 이 추가적인 효과를 보인 쥐들에게는 한 가지 조건이 있었는데, 먹이에 '콜레스테롤이 포함되었을 때만' 혈중 콜레스테롤이 낮아지는 결과를 보였다는 것이다.

담즙은 콜레스테롤에서 만들어진다. 간이 콜레스테롤에서 담즙을 형성하고, 필요할 때 내보냈다가, 장에서 95%를 재흡수해서 다시 활용하고, 5%만 대변으로 배출된다. 이 과정에서 담즙 분비가 많아진다면 당연히 분비되는 양이 많으니 배출되는 양도 많아지게 되는데, 이렇게 되면 우리 몸에서는 더 많은 담즙이 대변으로 소실된다. 타이트하게 담즙 양을 관리하는 우리 몸의 입장에서는 담즙을 추가로 더 만들 수 있는 환경이 아니라면, 담즙의 배출량을 증가시켰을 때, 담즙의 재고가 점점 줄어든다는 이야기다. 그러니 우리 몸은 담즙의 원료, 즉 콜레스테롤이 충분히 공급될 때에야 원료가 부족해질까봐 걱정하지 않고, 담즙의 생성과 배출을 증가시킬 수 있는 것이다. 앞서 언급한 쥐 연구에서 콜레스테롤이 먹이로 공급되었을 때만 올리브오일로 인한 담즙 분비의 증가와 혈중 콜레스테롤 수치의 저하가 함께 관찰된 이유 또한 같은 맥락에서 생각해볼 수 있다.

이 결과는 우리가 독소 해방 솔루션 4단계에서 담즙 분비를 원활하게 하기 위해서는 콜레스테롤을 함께 공급해주는 것이 유리한 선택임을 알려준다. 콜레스테롤을 먹어서 콜레스테롤이 높아진다는 이야기는 이미 오래전에 철회되었다. 우리가 좋은 지방과 애사비, 올리브오일을 먹으면서 함께할 일은 콜레스테롤이 포함된 음식들을 적절히 먹어주는 것이다. 콜레스테롤은 흔히들 알고 있는 달걀노른자뿐 아니라, 새우, 오징어, 육류 등의 식품군에 고루 포함되어 있다. 그러니 올리브오일과 함께 콜레스테롤도 잘 섭취해서 담즙 분비 촉진의 효과를 최대한 누릴 수 있길 바란다.

신장의 독소 배출을 돕는 방법이 있나요?

독소 해방 솔루션에서는 수용성 독소들을 배출하는 신장에 관해서는 깊게 다루지는 않았는데, 지용성 독소가 배출되는 부분에 비해 가시적인 문제가 많지 않기 때문이었다. 하지만 이 부분 또한 정말 중요하므로 여기서 잠깐 짚고 넘어가려 한다.

수용성 독소 또한 잘 배출되기 위해서 필요한 조건이 있다. 바로 소변의 '산성도$_{pH}$'이다. 소변은 염기성에 가까울수록(알칼리화 될수록) 간에서 해독된 독소들의 배출에 용이하다. 이것은 소변의 산성도에 따라 독소의 형태가 바뀌기 때문이다. 간에서 2단계 해독 과정을 거쳐 수용성 물질이 붙은 독소들은 소변이 염기성일 경우에는 이온의 형태를 유지하지만, 산성일 경우에는 이온의 형태를 잃게 된다.

중요한 것은 신장도 장처럼 재흡수 시스템을 가지고 있는데, 이 재흡수 시스템은 이온 형태일 때 재흡수가 덜 일어난다. 즉, 소변이 염기성이어야 독소들이 이온의 형태를 유지하게 되고, 신장에서 재흡수가 덜 일어나게 되는 것이다. 반면 소변이 산성을 띠게 되면 독소들은 이온 형태를 잃고, 신장에서 재흡수되어 우리 몸 밖으로 배출되지 못한다.[37, 38]

그러니 소변을 염기성으로 만들어주는 것이 독소 배출을 위해 매우 중요한데, 여기서 가장 도움이 되는 방법이 바로 채소를 먹는 것이다.[39] 채소 섭취가 우리 몸에 미치는 거대한 영향은 알면 알수록 놀라울 뿐이다.

세포 디톡스로
몸을 정화한다

우리 몸이 '분업화'를 통해 이룩한 세포들의 총합임을 배웠다. 가장 작은 생명의 단위인 세포에서 인간의 몸에 이르기까지, 산소와 영양분을 이용해 에너지를 만들고, 이산화탄소를 내보내는 생명의 법칙을 따르며 산다. 모든 생명의 에너지 발전소가 바로 세포마다 존재하는 '미토콘드리아'라는 에너지 공장이다. 그런데 미토콘드리아에서는 에너지를 만드는 과정에서 필수불가결하게 발생되는 부산물, 즉 활성산소라 불리는 매연이 나온다. 이 활성산소라는 매연은 단백질의 기능을 떨어뜨리고, 유전자에 돌연변이를 만들어 우리 몸의 기능을 떨어뜨리고 노화를 발생시키는 근간이 된다. 여기서 세포 디톡스의 목표를 세워볼 수 있다.

- 매연이 발생하는 것을 줄인다.

- 매연을 보다 효율적으로 처리한다.

우리 몸의 세포들은 살아 있는 한, 항상 에너지를 만들기 때문에 매연이 발생할 수밖에 없다. 하지만 우리에게 문제가 되는 것은 몸이 처리할 수 있는 능력을 초과하여 발생하는 매연이다.

우리 몸에서 문제가 되는 매연의 양은 이렇게 생각해볼 수 있다.

문제가 되는 매연(=처리되지 못한 매연)

= 전체 매연 발생량 - 매연 처리량

앞에서 언급했던 것처럼 우리 몸에는 매연을 처리하기 위한 몇 가지 시스템을 가지고 있는데, 그중에서도 가장 핵심적인 역할을 하는 것이 바로 글루타치온이다.

우리가 해야 할 일은 명확하다. 전체 매연 발생량을 줄이는 것과 매연 처리량을 늘리는 것이다. 이 두 가지를 제대로 하는 것이야말로 세포 디톡스를 돕는 방법이다.

몸속 매연이 발생하는 것을 줄일 수 있나요?

매연, 즉 '활성산소'는 다른 말로 '산화 스트레스'라고 한다. 세포가 받는 산화적 스트레스라는 뜻이다. 우리 몸이 받는 갖가지 스트레스와 독소들을 세포의 언어로 해석해보면 산화 스트레스인 것이다. 결국 우리 몸에 스트레스를 주는 모든 일들이 세포에게는 산화 스트레스가 될 수 있다.

예를 들어보자. 일이 너무 많아 스트레스에 시달리며 4시간 밖에 자지 못했다. 우리 몸은 이를 생존이 위협받는 위급 상황이라고 판단하고, '코르티솔cortisol'이라는 호르몬을 급격하게 만들어낸다. 이 코르티솔은 몸에서 나오는 스테로이드 호르몬으로, 우리의 '각성'을 담당하는 호르몬 중 하나다. 스트레스를 받을 때 많이 분비되어 '스트레스 호르몬'이라 불리기도 하는데, 우리를 초긴장, 초민감 상태로 만들어 언제든 적의 위협에 반응할 수 있는 상태로 각성시켜 주는 장점이 있다. 하지만 이런 스트레스 상태가 오래 지속될 경우 소화 기능이 떨어지고, 면역 시스템이 저하된다. 이에 더해 장벽이 약화되는데, 약해진 장벽 사이로 갖가지 장내 물질들이 새어나오면서 염증이 유발될 수 있다. 이런 반응이 장기화되면 우리 몸에는 각종 염증 반응이 심해질 수밖에 없는데 염증이야말로 활성산소를 만들어내는 폭탄과도 같다. 즉, 장기적으로 스트레스를 많이 받고, 잠을 못 자면 우리 몸에는 매연이 어마어마하게 증가하게 된다.

한 가지 예시를 더 살펴보자. '술'이 나쁘다 나쁘다 하지만 어떻게 나쁜지 아는가. 일단 술은 우리 몸에 들어오면 반드시 간에서 해독 과정을 거쳐야 한다. 간에서 해독해야 할 물질들이 줄지어 서 있는데, 거기에 술까지 추가되면 간의 업무 부담은 급격히 늘어난다. 간은 업무량을 무한정 늘릴 수 있는 곳이 아니기 때문에 일부 해독되지 못한 독소들은 몸을 떠돌며 세포의 기능을 방해하고, 염증을 발생시킨다. 또한 술은 위벽을 손상시키고, 장벽을 흐물흐물하게 만든다. 흐물흐물한 장벽을 틈타 새어나온 물질들은 온몸을 떠돌며 염증을 발생시킨다. 이렇게 다양한 기전을 통해 생긴 염증들이 몸을 매연의 바다로 만드는 것이다.

매연을 줄이는 과정은 다른 말로 표현하면 '염증을 줄이는 과정'이다. 이 과정에서 올바른 생활습관을 갖는 일은 가장 기본이다. 하루에 본인에게 적절한 시간(보통 7~8시간) 동안 수면을 취하는 것, 그리고 우리 몸에서 염증을 일으키는 음식을 줄이는 것 등 가장 기본적인 생활습관만 지켜도 우리는 우리의 세포들을 매연으로부터 지켜줄 수 있다.

몸에 안 좋다는 음식을 다 안 먹을 수는 없는데, 다른 방법은 없나요?

사실 나는 이 질문을 정말 많이 받는다. 많은 사람이 좋아하는 빵, 디저트, 자극적인 배달 음식들을 살펴보면, 식품첨가물, 방부제, 당독소뿐 아니라 밀가루, 유제품, 설탕이 정말 많이 들어가 있다. 그러나 그렇다고 해서 이 모든 걸 먹지 않고 살 수는 없다. 그렇다면 우리에게 남아 있는 선택지는 한 가지뿐이다. 매연 처리를 더 잘해내는 것이다. 즉, 매연 처리의 핵심인 글루타치온을 더 잘 만들 수 있도록 도와주면 된다.

앞서 3단계 간에서 이야기했던 글루타치온을 증가시키는 방법을 다시 한번 떠올려보자. 먼저 글루타치온의 재료인 단백질을 잘 섭취해야 한다. 하지만 재료만 있다고 글루타치온이 만들어지는 것은 아니기 때문에, 글루타치온을 생성하라는 신호가 필요하다. 바로 십자화과 채소, 울트라 그린을 먹어줘야 한다. 양질의 단백질과 십자화과 채소를 꾸준히 섭취하는 것이 글루타치온을 증가시키는 핵심이다.

독소 해방 솔루션의 3단계, 5단계에 반복해서 언급되는 글루타치온을 가장 효과적으로 증가시킬 수 있는 방법이 이 책의 마지막 장에 소개할 '독소 배출의 치트키'이다. 이번 장의 내용까지 잘

마무리해서 읽은 후 다음 장으로 넘어가 이 치트키를 살펴보기로
하자.

항산화제가 건강에 도움이 되나요?

매우 좋은 질문이다. 항산화제는 이름에서 드러나는 것처럼 산
화에 저항하는 물질이다. 세포의 산화 스트레스를 줄여줄 수 있기
때문에 항산화제라고 부른다. 우리가 하고 있는 모든 디톡스의 궁
극적인 목표는 결국 세포의 산화 스트레스를 줄이는 것이기 때문
에 항산화제는 이름만 들어도 우리의 목적에 부합하는 물질이라
고 볼 수 있다.

앞서 언급한 글루타치온도 우리 몸의 가장 강력한 항산화 시스
템 중 하나다. 글루타치온과 함께 우리 몸에서 강력한 항산화 시
스템을 구축한 물질이 있다. 바로 너무나 잘 알려진 항산화제, 비
타민C이다.

비타민C, E, 글루타치온은 톱니바퀴 맞물리듯 상호작용하며 우
리 몸의 항산화 시스템을 구성한다. 그래서 글루타치온만 먹는 것
보다는 각종 비타민들과 미네랄이 포함된 채소들을 함께 먹으라
는 이야기를 더 자주 한다.

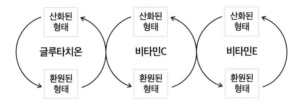

그런데 많은 분이 궁금해하는 부분은 따로 있다. 채소를 먹으면 좋다는 건 알겠지만 그럴 수 없을 때는 영양제라도 먹으면 좋을까? 결론부터 말하자면 영양제의 효과에 관한 연구 결과는 일관적이지 않다.

실제로 다양한 연구에서 항산화제를 영양제로 보충했을 때 그것이 암, 심장질환, 치매 등 다양한 질환과 어떤 연관성이 있는지 살펴보았다. 그 결과는 다양했다. 암, 심장병, 치매의 위험을 낮춘다는 보고도 있었던 반면, 효과가 없거나 일부에서는 특정 질환의 위험이 증가하기도 했다. 그래서 연구 결과만으로 '항산화제가 좋다, 나쁘다'를 판가름하는 것은 매우 어려운 상황이다.[40]

하지만 항산화제를 먹는 것이 분명히 도움이 되는 상황이 있다. 바로 몸에 염증이 너무 많아 몸의 매연 처리 시스템의 한계를 넘어선 때다. 우리가 몇 년 전에 겪었던 코로나바이러스감염증-19(이하 코로나)와 같은 감염이 대표적이다. 코로나라는 바이러스가 몸에 들어와 염증을 일으키면 우리 몸에서는 엄청난 양의 매연이 생기는데, 이런 경우에는 항산화제를 투입해서 매연을 줄여주면 회복하는 데 도움이 될 수 있다. 그래서 코로나에 감염 시에는 비타민C를 고용량으로 썼을 때 코로나 합병증과 사망률이 감소했다는 연구 결과가 있다.[41]

마찬가지로 감기, 독감, 몸살 등 우리 몸이 염증에 휩싸여 제대로 작동하기 힘든 상태에서는 비타민C와 같은 항산화제를 먹는 것이 도움이 된다. 비타민C를 복용할 때는 한 번에 고용량을 먹는 것보다, 나눠서 먹는 것이 좋다. 비타민C는 복용 후 3~4시간만 지나도 혈중 농도가 금세 떨어지기 때문에, 감기에 걸리거나 몸이 아플 때에는 6~8g 정도를 하루 3~4번 나누어서 먹는 것을 추천한다.

운동 후에 비타민C를 먹어도 되나요?

이 부분은 연구 결과로 입증된 사실은 아니다. 여기서부터는 내가 인체의 다양한 생리 반응을 토대로 추론하여 환자들이나 주변 분들에게 항산화제 복용에 대해 이야기하는 내용이다. 어디까지나 내가 살펴본 케이스에 해당하는 내용이라는 점을 염두에 두고 참고하기를 바란다.

내가 대표적인 항산화제인 비타민C를 환자에게 처방할 때 꼭 하는 이야기가 있는데 "운동 후에는 드시지 마세요"다. 운동은 우리 모두가 인정하는, 건강에 도움이 되는 생활습관이다. 하지만 산화 스트레스 면에서 보면 신기한 현상을 볼 수 있다. 운동이 몸에 좋다면, 운동을 하고 나서 산화 스트레스가 낮아져야 할 것 같지 않은가? 하지만 놀랍게도 운동을 하면 활성산소가 급격히 증가한다. 평소보다 산소를 훨씬 많이 쓰고 에너지도 더 냈으니, 어떻게 보면 당연한 결과 같기도 하다. 그렇다면 몸에서 산화 스트레스를 증가시키는 운동이 어떻게 건강에 도움이 된다는 걸까.

이것이 인체의 신비인데, 사람에게는 엄청난 능력이 하나 있다. 바로 '적응'이다. 달리기를 해보면 처음에는 10분만 달려도 정말 힘들어서 숨이 턱 끝까지 차오른다. 하지만 꾸준히 달리다 보면 한두 달 후에는 어느새 20분을 달릴 수 있게 되고, 조금 더 꾸준히 달리다 보면 30분을 달릴 수 있기도 한다. 이 과정을 한번 들여다보자. 운동을 하지 않는 사람의 심장은 그렇게 열심히 뛸 필요가 없다. 다리 근육도 그렇게 많이 필요하지 않다. 무엇보다 산화 스트레스도 그렇게 많이 발생하지 않으니, 항산화 시스템 또한 그렇게 많을 필요가 없다.

하지만 운동을 하면 어떤 변화가 생길까? 심장은 이전보다 더 열심히 뛰어야 하니, 심장 근육이 발달하고, 다리에도 오래 달릴 수 있는 근육들이 생겨날 것이다. 디톡스 시스템의 경우는 어떨까? 운동을 통해 산화 스트레스가 더 생겼으니, 우리 몸은 이걸 처리해야 한다. 이 과정에서 우리 몸의 항산화 시스템 또한 늘어나게 된다.

이것이 핵심이다. 세포가 감당할 수 있는 적절한 양의 산화 스트레스가 추가로 생기면, 우리 몸은 항산화 시스템을 늘려 이에 대응한다. 다시 말해 운동을 하는 사람들의 세포는 더 뛰어난 항산화 시스템을 가지도록 적응하게 된다.

이 적응의 비밀을 생각하면서 다시 운동과 비타민C의 관계로 돌아가보자. 운동은 우리 몸에 추가적인 산화 스트레스를 만든다. 이를 회복하는 과정에서 우리 몸은 증가된 산화 스트레스를 버텨낼 수 있도록 항산화 시스템을 강화시킨다. 즉, 운동은 산화 스트레스를 증가시켜 항산화 시스템을 강화하는 훈련인 셈이다. 그런데 이렇게 열심히 운동을 해서 산화 스트레스를 일으킨 상태에서 항산화제인 비타민C를 다량 먹으면 어떻게 될까? 비타민C의 항산화 작용으로 운동을 하면서 발생한 산화 스트레스가 줄어든다. 그렇다면 우리 몸이 처리해야 하는 산화 스트레스의 양이 줄어드니, 당연히 항산화 시스템의 강화 효과도 줄어들게 된다. 실제로 운동 후 발생하는 활성산소는 근육세포들의 미토콘드리아 생성을 촉진시키는데, 비타민C를 복용할 경우에는 이런 운동의 효과를 감소시킨다는 사실이 밝혀진 바 있다.[42]

비타민C를 복용하고 운동할 경우 활성산소의 양이 줄어들고, 항산화 능력이 증가한다는 긍정적인 결과들을 보고한 연구들도 있다. 하지만 이렇게 활성산소가 줄어드는 효과로 인해 운동 후 지구력Endurance capacity 개선 측면에서는 오히려 부정적인 효과가 있었다는 결과도 있으니, 아주 과도한 운동 이후 항산화시스템을 도와주고 싶은 경우가 아니라면 굳이 운동 후에 먹을 필요는 없어 보인다.

이를 조금 더 확장해서 생각해보자. 운동도 안 하고 일상에서도 활동이 없는 사람이 과일이나 채소보다 몇 백 배, 몇 천 배 농축된 항산화제만 여러 알 먹는다면, 이는 과연 우리 몸에 어떤 영향을 미칠까. 당연히 여러 요소가 복합적으로 작용하겠지만, 항산화 시스템을 강화하는 방향으로 작용하지는 않으리라는 것은 추측해볼 수 있다. 그러니 항산화제를 먹을 때는 이 논리를 꼭 기억하길 바란다.

염증을 유발하는 음식들도
항산화 시스템을 강화시킬 수 있지 않나요?

이런 생각을 할 것 같은 걱정이 들어서 먼저 짚고 넘어가려고 한다. 어느 정도는 일리가 있는 말이다.

"나를 죽이지 않는 것은 나를 강하게 만들 뿐이다"라는 문장을 한번쯤 들어보았을 것이다. 우리 세포에도, 몸에도 어느 정도의 스트레스가 도움이 되는 것은 사실이다. 하지만 정말 중요한 건 '산화 스트레스의 양'이다.

운동은 몸에 정말 좋은 활동이다. 하지만 너무 오랜 시간, 지나 친 강도로 무리해서 운동을 하면, 우리 몸이 항산화 시스템을 강화시켜 회복할 수 있는 범위 이상의 산화 스트레스가 발생하게 된다. 이렇게 되면 우리 몸은 운동이 준 산화 스트레스에서 온전히 회복하지 못하고, 처리되지 못한 산화 스트레스는 우리 몸에 누적된다. 그래서 운동을 할 때는 본인에게 적절한 양과 강도를 파악하는 게 정말 중요하다. 대개 운동을 하고 이틀이 지난 후에도 몸이 피로하거나 운동의 여파가 느껴진다면, 그 운동은 본인에게 과한 수준이었다고 판단하면 된다. 즉, 운동이 과하면 운동으로 인한 산화 스트레스가 항산화 시스템을 강화시키는 수준을 넘어 우리 몸에 해가 되는 수준에 이르고 만다.

다른 모든 독소들도 마찬가지다. 수은과 같은 독성 물질도 아주 미량이라면 우리 세포의 항산화 시스템을 강화시키는 작용을 할 수 있다. 하지만 독성 물질의 경우, 우리 몸을 강화시키는 쪽으로 작용할 수 있는 독소량의 역치가 매우 낮다. 그래서 조금만 많아져도 우리 몸의 항산화 여력을 훨씬 뛰어넘어 우리 몸에 해를 끼치는 다량의 산화 스트레스를 만들어내기 때문에 독성 물질이라 부르게 된 것이다.

앞서 소개한 염증을 유발하는 음식들도 마찬가지다. 건강하게 먹다가 어쩌다 한두 번 외식하는 정도는 몸에 큰 무리가 되지 않는다. 하지만 이런 음식들을 매일 먹고 지내면, 그 음식들로 인한 갖가지 산화 스트레스가 금세 우리 몸의 항산화 시스템의 여력을 넘어서 독소로 작용하게 될 것이다.

활성산소를 감소시키는 간단한 방법은 없을까요?

좋은 질문이다. 다행히 방법이 있다! 바로 '운동'과 '간헐적 단식'이다. 적절한 양의 운동은 항산화 시스템을 강화시켜 몸이 처리할 수 있는 산화 스트레스의 양을 증가시키는 탁월한 방법이다. 앞서 언급했던 것처럼 운동을 하면 활성산소가 많이 생기는데, 이를 처리하기 위해 몸의 항산화 시스템들이 강화되면서 우리 몸의 활성산소 처리 능력이 상승하게 된다. 그러니 본인에게 부담이 되지 않는 적절한 강도의 운동을 꾸준하게 해주는 것은 활성산소 처리능력을 개선시켜 체내의 활성산소를 감소시키는 매우 효과적인 방법이다.

간헐적 단식에 대해서는 이미 많이 들어보았을 것이다. 하루에 식사를 하는 시간의 범위를 정해서, 그 시간 이외에는 먹지 않는 것이다. 가장 흔한 방법이 12~16시간 정도 단식을 하고, 나머지 8~12시간 내에 1~3끼 정도의 식사를 하는 방식이다.

이 간헐적 단식은 다이어트에도 도움이 되지만, 실제로 우리 몸에게 청소할 시간을 준다는 것에 보다 큰 의의가 있다. 부엌에서 요리하는 과정을 생각해보자. 요리와 청소를 함께하기는 쉽지 않다. 우리 몸도 마찬가지다. 영양분이 들어와서 그걸로 다양한 일을 해야 하는 '요리'와 같은 과정과 우리 몸에서 만들어진 노폐물과 독소를 내보내고 몸을 '청소'하는 과정은 동시에 수행하기가 어렵다. 간헐적 단식은 의도적으로 영양분의 공급 시간을 제한해 몸의 청소 시간을 확보해주는 것이라 보면 된다.

이런 단식 시간에는 다양한 일들이 일어난다. 세포 내부에 기능이 손상된 부분이 생겼을 경우, 세포들은 손상된 부분을 스스로 청소해서 제거하는 시스템을 가지고 있는데, 이것이 잘 알려진 '자가포식Autophagy'이다.[43] 단식하는 시간에는 자가포식이 활발히 일어날 수 있다.

청소할 시간이 충분하고, 이 시간 동안 기능을 잃은 세포들이 착착 정리되는 환경에서는 당연히 산화 스트레스의 발생이 줄어든다. 연구 결과가 아주 많지는 않지만, 간헐적 단식이 우리 몸에서 산화 스트레스를 줄인다는 연구들도 보고된 바 있다.[44] 그래서 우리 몸 내부의 매연을 줄이고 싶을 때는 '간헐적 단식'을 병행하는 것도 좋은 방법이 될 수 있다.

중금속 노출을
줄이는 법

자! 이제까지 우리 몸의 디톡스 시스템을 최적화시키기 위한 독소 해방 솔루션의 모든 단계를 살펴보았다. 이제 마지막 당부를 드릴 시간이다. 피할 수 있는 독소들은 최대한 피하자는 것이다. 디톡스 시스템이 아무리 최적화되어 있다 해도 오만가지 독소가 끊이지 않고 들어온다면 우리 몸은 해독 과부하로 인해 기능이 떨어질 수밖에 없다. 하지만 독소를 피하는 방법들을 세세하게 살펴보면 '어떻게 하나하나 신경 쓰며 사느냐' 하는 피로감을 가져올 수 있기 때문에 최대한 간단하면서도 효과적인 방법을 선정했다. 작은 실천만으로도 나와 내 가족들이 독소를 피할 수 있는 방법들을 함께 알아보자.

우리가 가장 흔하게 노출되는 중금속은 수은과 비소다. 이 두 가지만 조심해도 상당량의 중금속 노출을 피할 수 있다.

우리가 수은을 가장 많이 섭취하는 경로는 음식, 그중에서도 해산물이다. 이 책의 1장에 나온 표에서 살펴본 것처럼 수은은 먹이 사슬의 위쪽에 있는 큰 생선에 더 많이 축적되는 경향이 있다. 그래서 수은 과다노출을 피하기 위해 큰 생선은 너무 자주 섭취하지 않는 것이 좋다(대표적인 생선으로는 참치가 있다. 그외에 상어·꼼장어·복어·홍어 등은 수은 함량이 다른 생선에 비해 많은 생선들이니, 너무 자주 먹지 않는 것이 좋다).

해산물을 아예 먹지 않는 것이 좋은지 물어보는 분들도 있는데, 그렇지는 않다. 고등어·가자미·연어·갈치·멸치·삼치·조기 등의 작은 생선들은 수은 오염도가 낮아 비교적 안심하고 먹어도 된다. 다만 아무리 수은 오염도가 낮다고 해도 너무 자주 먹으면 수은을 섭취하는 총량이 많아지기 때문에 1주일에 2~3회 이하(성인 기준, 일주일에 200~300g 이하 = 큰 고등어 1마리 정도 분량)로 섭취하기를 권장하는 경우가 많다. 생선에 포함된 오메가3의 이점 때문에 임산부와 수유부는 조금 더 먹기를 권장하는 가이드라인도 있었으나, 최근 생선에 포함된 중금속 문제가 부각되면서 2023년 10월에 실시한 세계보건기구WHO의 전문가 토론에서도 생선 섭취의 득실에 대한 명확한 결론을 내지 못했다.[45]

그러니 임산부와 수유부의 경우, 이 책의 1장에 수록한 '생선의 수은함량표'를 참고해 중금속 함량이 낮은 생선의 종류로 주 2회 이하로 먹는 것을 추천한다.

수은의 노출원 중에 그다음으로 흔한 것이 '아말감'이다. 과거에 아말감 치료를 받은 적이 있고, 현재도 아말감 치아를 가지고 있다면 치과에 방문해서 제거하는 것이 지속적인 수은 노출을 방지하는 방법이다. 그러나 앞서 이야기한 사례처럼 아말감 제거 시술 시에는 수은 노출이 많아질 수밖에 없기 때문에, 임신을 계획하고 있다면 치료 전후로는 반드시 피임을 하는 것을 권한다.

비소의 경우에는 조금 덜 나쁜 비소(유기비소)와 조금 더 나쁜 비소(무기비소)가 있다. 비소 또한 해산물에 많이 포함되어 있지만, 해산물에 포함된 비소는 유기비소인 경우가 많다. 앞서 무기비소의 대표적인 오염원 중 하나가 톳이라고 했는데, 톳만 피한다고 무기비소에서 벗어날 수 있는 것은 아니다. 안타깝게도 우리가 자주 먹는 쌀에 포함된 비소 또한 무기비소이다. 쌀은 비소 오염도가 특히 높은 음식은 아니다. 다만 우리가 워낙 자주, 많이 먹다보니 대한민국 국민의 평균 비소 섭취량을 따져 보면 무려 8%가 쌀에서 비롯된다. 이에 식품안전의약처에서는 2016년부터 쌀의 무기비소 기준을 신설해 관리하고 있다. 우리의 주식이자, 아이들의 이유식 주재료이기도 한 쌀에 있는 비소는 어떻게 줄일 수 있을까?

다행히도 아주 간단한 방법이 있다. 밥을 짓기 전에 쌀을 조금 더 많이 씻어주는 것이다. 이 방법만으로도 쌀에 포함된 비소의 10~40% 정도를 제거할 수 있다는 연구 결과가 있다.[46] 그러니 밥을 지을 때 쌀을 조금 더 열심히 씻고, 쌀뜨물은 사용하지 않는 간단한 방법만으로도 불필요한 비소 섭취를 상당량 줄일 수 있다. 그러나 현미의 경우, 이 방법만으로는 충분히 비소를 제거하기가 어렵다. 이때는 쌀을 물에 담가 5분간 초벌로 끓인 후, 이 물을 제거하고 새로운 물로 밥을 하면 된다. 이 방법을 사용하면 현미와 백미에서 각각 54%, 73%의 비소를 줄일 수 있다. 아주 어린 자녀를 키우는 가정이나, 쌀 섭취량이 많은 가정에서는 이 방법을 적극적으로 활용해보길 바란다.

농약을 피하는
유기농이라는 선택지

'꼭 유기농 식품을 먹어야 하나요?'라는 질문을 받을 때마다 나는 여력이 된다면 되도록 유기농을 선택하라고 말한다. 농작물을 재배할 때 사용하는 농약은 벌레를 죽이는 약이다. 농약은 특정 방식으로 생명체의 기본적인 작용을 저해할 수 있는 기전을 가지고 있는데, 이 물질들은 인간의 몸에서도 여러 가지 작용을 한다. 우리의 소중한 에너지 공장인 미토콘드리아에 대한 독성, 신경계 독성 등 많은 악영향이 밝혀지고 있지만, 더 무서운 건 아직 알지 못하는 독성이 더 많을 수 있다는 사실이다. 특히 디톡스 시스템이 충분히 발달하지 않은 2세 미만의 아이들에게는 농약의 독성이 신경계 발달에 부정적인 영향을 미칠 수 있는 것으로 알려져

있다.[47]

농약과 함께 자주 거론되는 부분이 'GMO(유전자 변형 식품)'이다. 유전자 변형은 품종개량에서도 흔히 일어나는데, GMO가 특별히 더 나쁠 게 있냐며 GMO 식품을 경계하지 않는 사람들이 있다. 하지만 이것은 GMO의 이면을 모르기 때문이다. 대표적으로 GMO가 많은 식품이 콩, 옥수수 등인데 이 작물들에 유전자 변형을 한 이유가 무엇인 줄 아는가? 바로 아주 강력한 제초제(글리포세이트)에도 죽지 않는 종자를 개발하기 위해서였다. 그래서 이 제초제를 개발한 회사들은 제초제를 팔면서 GMO 종자까지 함께 개발하여 팔았다. 주변의 잡초, 풀 등을 다 제거할 수 있을 정도로 강력한 제초제, 그리고 그것을 뿌려도 죽지 않는 종자의 조합은 드넓은 면적의 작물을 관리하는 미국 등지의 대량 농업에 혁명적인 편의성을 가져왔다. 문제는 이렇게 편리하게 작물을 키우려고 대량으로 뿌린 제초제가 콩, 옥수수 등을 통해 우리 몸에 들어오고 있다는 것이다.

미국에서 재배하는 콩과 옥수수 중 무려 90% 이상이 GMO 이며[48] 동시에 미국에서 콩과 옥수수를 키울 때 글리포세이트라는 강력한 제초제를 사용하는 비중은 각각 약 90%, 74%에 이른다.[49] GMO 콩과 옥수수는 이 강력한 제초제 속에서 자라고 있다.

게다가 밀가루의 경우 GMO 종자는 아니지만 글리포세이트를 다량 사용하는 작물로 알려져 있다. 밀 자급률이 1%인 우리나라는 밀 소비량의 99%를 수입에 의존하고 있는데, 가장 큰 밀 수입국 중 하나가 바로 '미국'이다. 이 점을 고려해보면, 제초제 오염의 문제가 우리의 식생활에 얼마나 큰 영향을 미치고 있는지 짐작해볼 수 있다.

콩으로 만드는 대표적인 음식인 두부는 'GMO 콩'이 포함되는 경우 식품 라벨에 표기하도록 규정되어 있다. 외부에서 먹는 것은 어쩔 수 없지만 집에서 먹는 두부는 국내산 콩으로 만든 '비 유전자 변형non-GMO' 두부를 선택하는 것이 좋다. 콩은 단백질 파우더에도 정말 많이 들어가는 성분(대두단백)이기 때문에, 이것을 먹을 때도 꼭 원산지와 유기농 여부를 확인하길 바란다. 그리고 밀가루 섭취량은 조금 줄이고, 가능한 한 유기농 밀가루를 선택한다면 이 위험한 제초제 성분들이 우리 몸에 들어오는 것을 줄일 수 있다.

마지막으로 한 가지만 더 당부하자면, 고기를 살 때도 '등급'이 아니라, 동물이 뭘 먹고 자랐는지 확인하기를 바란다. 우리의 몸이 뭘 먹었는지에 따라 달라지는 것처럼 동물의 몸도 뭘 먹고 자랐느냐에 따라 큰 차이를 보인다. 만약 동물 사료에 GMO 옥수수가 가득 들어 있다면, 그 속에 든 농약과 지용성 독소들이 동물의 지방에 축적될 것이다. 그렇다면 이 동물의 지방은 독소의 집합체가 되는 것인데, 우리는 '마블링'이 잘된 지방 낀 고기를 등급이 높다며 돈을 더 주고 산다. 이제부터는 투플러스 등급의 고기를 고르는 대신, 자연에 방목해서 키운 닭, 돼지, 소고기를 고르는 것을 추천한다.

환경호르몬 노출을 줄이는
플라스틱 사용법

"플라스틱은 도저히 안 쓸 수가 없어요."

정말 맞는 말이다. 독소에 대한 경각심이 한창 고조되었던 시기, 생활 속에서 비닐과 플라스틱 사용을 최대한 줄여보겠다고 다짐하며 주변을 돌아본 적이 있다. 그런데 정말 놀랍게도 플라스틱을 쓰지 않은 곳을 찾는 게 더 힘들었다.

현대사회에서 비닐과 플라스틱을 안 쓰는 것은 불가능에 가깝다. 하지만 다행히도 줄이는 방법은 있다. 조금이나마 사용을 줄여서 지구도 아끼고 우리의 피해를 줄일 수 있는 방법들을 살펴보자.

첫 번째는 계속 쓰다 보면 흠집이 생기는 보관 용기와 열을 가하는 용기부터 스테인리스나 유리로 바꾸는 것이다. 일회용으로 사용하는 생수병에서도 미세플라스틱이 24만 개가 검출되었다는 기사가 있었다. 그렇다면 여러 차례 반복해서 쓰는 플라스틱 용기들은 어떨까? 쓰다 보면 수세미에 긁혀 흠집이 나는데, 이 흠집에서는 얼마만큼의 미세플라스틱이 나올지 상상하기조차 겁이 난다.

그래서 자주 쓰는 용기일수록 스테인리스나 유리로 바꾸기를 추천한다. 특히 전자레인지에 사용하거나, 뜨거운 것을 담는 그릇은 더욱 주의해야 한다. 플라스틱은 열이 가해질 경우, 미세플라스틱이 용출되는 속도가 증가하기 때문이다. 가격적인 부분이나 관리 부분에서 조금 더 신경이 쓰일 수 있겠지만, 매일 쓰는 살림 용품은 우리 몸에 너무나 지대한 영향을 주기 때문에, 우리 몸을 위해서, 또 환경을 위해서 충분히 가치 있는 투자가 아닐까 한다.

두 번째는 아이들의 장난감이다. 아이들은 뭐든 입에 넣는다는 걸 아이를 키우는 부모라면 다 안다. 아이들이 장난감을 물고 빠는 과정에서 해로운 플라스틱이 아이의 몸에 들어간다면? 내 몸에는 괜찮아도 내 아이 몸에는 안 괜찮은 것이 부모의 마음이다. 일부 장난감에는 '프탈레이트phthalate'라는 물질이 들어 있는데, 이 물질은 아이들의 뇌 발달을 방해하고, 호르몬 체계를 교란시키는 것으로 알려져 있다. 이 물질이 포함된 장난감의 경우, 포장지 뒷면에 '프탈레이트계 가소제'에 대한 경고 문구가 표기되어 있으니 장난감을 사기 전에 꼭 주의 깊게 살펴보면 좋겠다. 최근에는 원목 장난감과 같이 조금 더 안전한 재료로 만들어진 장난감도 다양하게 나오고 있으니, 물고 빠는 것을 조절할 수 없는 아주 어린 시기에는 장난감을 살 때도 조금만 더 주의를 기울여보면 어떨까 한다.

세 번째는 화장품, 디퓨저, 향수다. 이 세 가지는 우리가 환경호르몬에 노출되는 주범 중에 하나다. 사실 나도 '향'을 정말 사랑했던 사람 중에 하나여서 이런 이야기를 하는 것이 마음이 아프지만, 휘발되는 향을 붙잡아 제품 형태로 만들려면 무조건 화학물질이 첨가되어야 한다. 화장품, 디퓨저, 향수에 든 화학첨가제와 방부제 중 일부는 환경호르몬으로 작용해 우리의 호르몬 시스템을 다양한 방식으로 교란시킬 수 있다. 특히 생리 주기에 문제가 있거나, 임신이 어려워 힘들어하는 분들 중 향수나 디퓨저를 자주 사용하는 경우가 있다면, 꼭 끊어보길 추천한다. 여성의 호르몬 주기와 임신은 우리 몸의 호르몬들이 정말 정교하고 복합적으로, 문제 없이 조절되어야만 이루어지는 신비한 생명의 과정이다. 이 과정에 어려움을 겪고 있다면 이를 방해할 수 있는 요소들은 최대한 피해보는 것이 좋다. 꼭 이런 문제가 없더라도, 최근 아이들의 성조숙증, 다낭성난소증후군 등의 문제가 정말 기하급수적으로 늘어나고 있다는 사실을 기억하면서, 꼭 필요한 경우가 아니라면 부가적인 화학물질에 대한 노출은 줄이는 것을 추천한다.

당독소를 줄이는
조리법

　벌써 독소 피하기의 마지막 부분이다. 당독소는 단백질 혹은 지방이 고온에서, 수분 없이 당과 함께 조리될 때 발생한다고 앞에서 설명했다. 당독소를 줄이는 방법은 이걸 역으로 이용하면 된다. 수분 없이 고온으로 굽거나 튀기는 대신 찌거나 삶는 조리법을 선택하는 것이다.

　같은 재료를 조리할 때, 조리 방법에 따라 당독소의 양이 얼마나 달라지는지 확인해보자. 다음에 오는 그래프를 보면 같은 소고기, 닭고기, 생선임에도 굽거나 튀길 경우 찌거나 삶았을 때와 비교해 거의 10배에 가까운 당독소가 생기는 것을 확인할 수 있다.[50]

　바삭바삭한 식감을 좋아해서 삼겹살을 노릇하게 튀겨지는 느낌이 날 때까지 굽는 사람들이 있는데, 이 바삭한 부위가 당독소의 집결체이다. 한두 번 먹는 것은 괜찮지만, 평소 일상적인 식사에서는 찌고 삶는 조리 방법을 더 자주 사용하길 권한다. 볶음 요리를 할 때는 채소를 함께 곁들이면 채소에서 나오는 수분이 조리 온도가 올라가는 것을 방지해주니, 각종 채소를 다양하게 활용해보면 더욱 좋다.

그리고 21세기 최고의 발명품 중 하나라고 불리는 에어프라이어 또한 너무 자주 사용하지 않는 것을 추천한다. 에어프라이어는 기름만 사용하지 않을 뿐 고온에서 수분 없이 조리하는 기계이기 때문에 정말 많은 양의 당독소들을 만들어낸다. 바삭바삭한 식

조리법 별 음식 100g에 들어 있는 당독소 비교

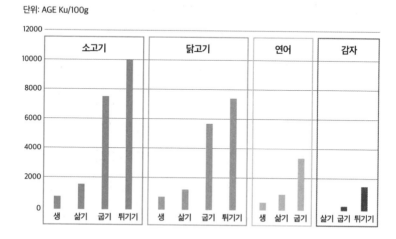

단위: AGE Ku/100g

감이 바로 그 음식을 구성하는 단백질의 구조가 변했다는 증거다. 이른바 '겉바속촉' 음식들이 정말 맛있긴 하지만, 이걸 먹은 우리의 피부는 쭈글쭈글해지고 뇌에는 찌꺼기 단백질이 쌓이며 노화가 가속되고 있다는 사실을 기억해서, 일상에서 에어프라이어를 너무 가까이 하지는 않길 권하고 싶다.

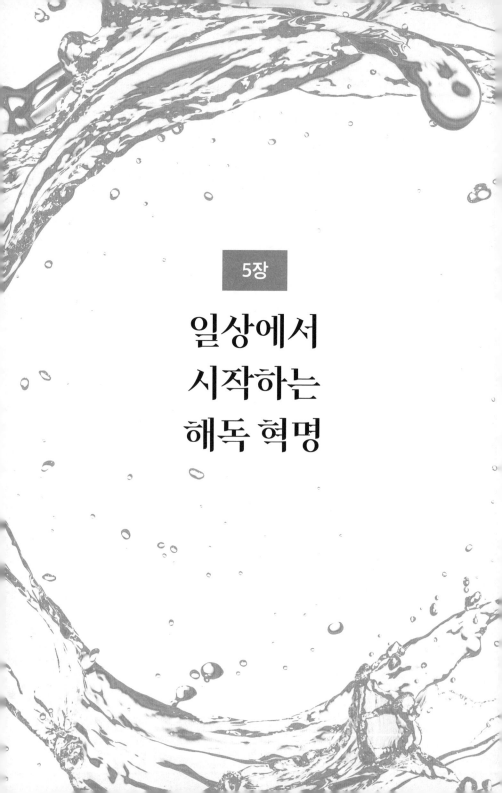

5장

일상에서
시작하는
해독 혁명

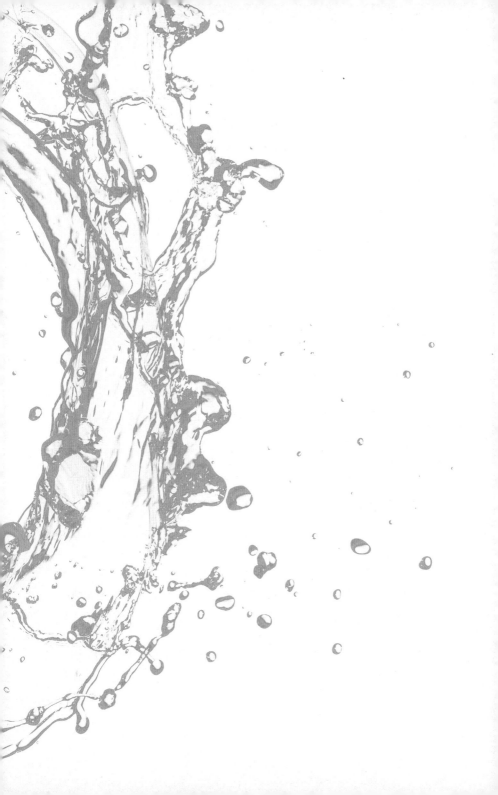

나의 10년
폭식증 극복기

이 책의 마지막 장까지 온 것을 환영한다. 첫 번째 장에서 디톡스가 필요한 이유를, 두 번째 장에서 여러 가지 독소들에 대해 살펴보면서, 우리 삶에 디톡스가 얼마나 중요한 역할을 하는지 배웠다. 세 번째 장에서는 독소가 우리 몸에서 처리되는 과정, 즉 디톡스 시스템의 여정을 살펴보았다. 네 번째 장에서는 이 디톡스 시스템을 최적화시키기 위해 우리에게 필요한 독소 해방 솔루션 5단계를 살펴보았다.

이 책을 쓰는 과정에서 또 한번 느꼈지만, 우리가 사는 세상에는 너무나 많은 독소가 존재한다. 몸에 들어가는 독소를 최소화하고, 몸의 디톡스 시스템을 도와주지 않으면 만성질병이 뒤덮은 불행한 삶으로부터 해방될 수 없다. 이런 사실을 언제 인지하느냐, 그래서 언제부터 내 삶을 바꾸느냐가 결국 미래의 건강을 결정하는 출발점이다.

그러나 이 디톡스 시스템을 소개하고, 함께 실행하고자 할 때 마주하게 되는 문제가 있다. '머리로는 알아도, 손과 입이 마음처럼 잘 달라지지 않는다'는 것이다. 몸에 나쁜 음식이라는 것은 알겠는데, 한입 베어 물 때의 행복을 내려놓기가 어렵다. 몸에 좋지 않은 반응들은 눈앞에 바로 나타나지 않으니, 먹을 때의 달콤함, 바삭바삭한 식감 등이 주는 행복이 우리의 이성을 이겨버리는 것이다.

사실 나도 이 마음을 너무나도 잘 안다. 나에게 '음식'은 단순히 살기 위해 먹는 양식, 그 이상의 의미가 있었다. 그 시작은 유학 시절이었다. 한국에서 고등학교까지 마친 후, 혈혈단신으로 미국 대학에 진학하게 된 나에게 미국에서의 삶은 여러모로 참 힘든 변화였다. 여태껏 실패를 모르고 공부 잘하는 모범생으로만 살아왔던 내가 '영어도 못 하는 아시아인'이 되어버렸고, 그런 내 모습은 참 작게 느껴졌다. 그리고 그곳에는 작아진 나를 응원해줄 가족도, 친구도 없었다. 아무도 없던 그곳에서 내가 알게 된 것은 스스로가 작아질 때 느끼는 '허기'였다. 내가 작아지면 세상의 그 어떤 것도 내 마음대로 되지 않는 기분이 든다. 그래서 필사적으로 내 마음대로 할 수 있는 뭔가를 찾게 되었는데, 그것이 나에게는 음식이었다. 밥을 다 먹고도 잠깐이나마 즐거움을 주는 바삭바삭한 감자칩과 달달한 디저트들을 배가 터질 때까지 먹기도 했다. 먹다 보면 살이 찌는데 살찐 내 모습이 싫어 먹고 토하거나, 씹고 뱉는 경우도 생기기 시작했다.

이 과정이 반복되면, 지금 내가 뭘 하고 있는 건가 하는 죄책감과 좌절감이 몰려왔다. 이대로는 안 되겠다며 다이어트를 시도하기도 했다. 하지만 다이어트를 하는 동안에도, 참다 참다 내 마음대로 음식을 먹는 기간에도, 머릿속에는 온통 음식에 대한 생각으로 가득했다. 돌이켜보면 내 인생의 통제권을 잃은 느낌을 주체할 수가 없어서 어떤 것이라도 통제하려고 했던 게 아닌가 싶다. 다행히 삶의 방향성에 대해 고민하고, 의욕을 되찾고, 운동을 시작하면서 나의 폭식 행태는 조금 사그라드는 듯했다.

하지만 이 문제가 잠시 잊혀진 것에 불과했다는 걸 깨닫는 데는 오래 걸리지 않았다. 유학 생활을 마치고 한국으로 돌아와 의학전문대학원에 입학해 본과 생활을 시작하자, 또다시 이 습관이 슬금슬금 고개를 들이밀기 시작했다. 욕심 없이 시작한 1학년 때, 성적이 생각 외로 잘 나와서 좋은 성적으로 졸업하겠다는 욕심이 커지자, 스트레스를 받기 시작했다. 동아리 활동을 하는 것도 사치처럼 느껴졌고, 친구들과 밥 먹고 술 마시는 것조차 시간과 체력을 따져가며 해야 했다. 그런 나에게 유일한 낙은 시험이 끝난 후 백화점의 지하 1층 식품관에 가는 것이었다. 각종 디저트들의 휘황찬란한 자태를 구경하고, 그중 맛있어 보이는 것을 사 들고 와서 먹는 것이 유일한 기쁨이었다. 내일이면 다시 공부 지옥, 시험 지옥이 시작될 테니 오늘을 즐겨야 한다는 압박감은 배가 불러도 꾸역꾸역 더 먹고, 토할 때까지 먹도록 자극했다.

졸업 이후 인턴 시절에 나의 폭식은 정점을 찍었다. 1주일에 100시간 가량 일해야 하는 살인적인 스케줄이 이어진 데다 초보 의사로서 모두의 눈치를 보며 엄청난 긴장감 속에서 일해야 했다. 그 반작용으로 일을 마치고 집에 돌아와 저녁 시간만 되면 고삐 풀린 망아지처럼 폭식했다. 다시는 이러지 말자고 아무리 다짐해도, 일이 너무 힘들거나, 스트레스가 많이 쌓인 날이면 미친 듯이 먹는 습관은 지속되었고, 먹고 나면 도저히 배가 불러 잠도 못 자고 토하기 일쑤였다.

레지던트 생활을 하며 조금 나아지긴 했지만, 이 폭식 습관은 내가 건강한 삶을 안내하는 의사가 되겠다며 새로운 길을 시작했을 때조차도 완전히 극복하지 못한 숙제로 남아 있었다. 나는 직접 실천하고 경험해보지 못한 걸 알려주는 것은 의미가 없다는 생각에, 정말 많은 식단의 실험 대상이 되어 보았다.

다양한 식단을 경험해본 사람이라면 알겠지만, 각 식단마다 먹지 말라는 것들이 참 많다. 저탄고지, 키토 식단을 할 때는 밥도, 과일도 거의 먹지 않다시피 해야 했고, 렉틴프리 식단에서는 밀가루에 더해 토마토, 가지, 콩 등의 식품을 먹지 않아야 했다. 그리고 염증을 줄이는 식단에서는 밀가루, 유제품, 설탕, 가공식품, 튀김 등을 먹지 않아야 했다.

그런데 사람은 먹지 말라고 하면 오히려 더 먹을 것이 생각나고, 더 먹고 싶어 한다. 이건 우리 뇌의 기전상 어찌 보면 당연한 일이다. 우리 뇌는 '부정어 입력'이 되지 않기 때문이다. 지금 내가 "코끼리를 생각하지 마세요!"라고 말한다면, 여러분은 무슨 생각이 떠오르는가? 코끼리가 생각났을 것이다. 이런 뇌의 인식 체계를 생각해보면, "이거 먹지 마세요!" 하는 식단 지침은 자칫 먹지 말아야 할 음식들을 더 생각나게 만드는 위험 요인이 될 수 있다.

결국 부정어의 덫에 걸린 내 머릿속에서는 항상 음식 생각이 떠나지 않았다. 그렇다고 음식을 계속 먹을 수는 없어서, 이 와중에도 공부하면서 받은 스트레스를 '먹방'을 보며 견뎠다. 이렇게 억눌렀던 욕구는 이성이 작동하지 않는 어느 날 빵! 하고 터져 폭식으로 이어지곤 했다.

이런 나를 보면서 아무리 공부를 많이 하고, 아무리 많은 건강 지식을 갖고 있어도 이 지식들을 삶에서 직접 풀어내는 건 아예 별개의 문제라는 것을 깨달았다. 내가 앞서 1~4장에 걸쳐 설명한 지식 또한 그 자체만으로는 힘이 없다. 이 지식이 생활 속에서 우리의 행동으로 연결될 때에야 비로소 삶을 바꾸는 힘이 된다.

나에게도 변화는 한순간에 찾아오지 않았다. 수없이 많은 시행착오를 거쳐 마침내 '폭식의 굴레'에서 탈출했다고 말할 수 있기까지, 나에게 가장 큰 힘이 되어준 두 가지 방법이 있다. 바로 '습관 형성'과 '새로운 생각 회로 만들기'이다. 이 두 가지 방법에 대해 조금 더 자세히 설명해보려고 한다.

습관 형성

습관 형성은 우리 뇌에 '부정어 입력'이 안 된다는 점에 착안한 방법이다. 사실 건강 전문가들은 하나같이 몸에 좋은 걸 '더' 하는 것보다 몸에 안 좋은 걸 '안' 하는 게 훨씬 중요하다고 말한다. 그런데 안타깝게도 우리의 뇌는 그렇게 작동하지 않는다. 우리가 우리 뇌의 작동 방식에 맞추어 입력하지 않으면 아무리 맞는 말이라고 해도 현실에서 적용하기 어렵다.

그래서 '빵을 먹지 말자'와 같은 부정문이 아니라, '내 몸을 위해 할 수 있는 것이 무엇일까'와 같은 긍정문으로 생각의 흐름을 만들어야 한다. 앞에서 내내 이야기했지만, 디톡스에서도 결국은 독소를 피하는 것이 정말 중요하다. 하지만 '이것저것을 안 먹기'보다 내 몸을 도와줄 수 있는 '이것을 먹기'가 첫걸음을 떼기에 훨씬 쉽다.

몸을 위한 첫걸음으로 내가 권하는 것은 이 책의 서두에서 소개한 '울트라 그린', 즉 '십자화과 채소' 먹기다. 이 채소들을 매일 꾸준히 먹다 보면, 다양한 건강 개선 효과를 경험할 수 있는데, 이를 위한 방법이 뒤에서 소개할 '라이블리 스무디'다. 처음에는 채소를 사고, 손질하는 과정이 조금 번거롭게 느껴질 수도 있지만 이 과정에서 내 몸을 아끼고 디톡스 시스템을 원활하게 만들어 내 삶을 더 활기차게 가꾸어간다는 아주 특별한 행복을 얻을 수 있다. 이 행복은 우리가 하루하루 습관을 쌓아나가는 과정에서 무엇보다 큰 힘이 되어줄 것이다.

1주일에 1번 스무디를 만들고, 내 몸을 위한 채소를 매일 한 잔씩 마시는 습관이 차곡차곡 쌓이면 생각지도 못한 몸의 변화가 생길 것이다. 특히 매일 채소를 먹을 때마다 '이 음식이 나의 장과 장내세균을 돌봐주겠구나', '이 채소들이 만들어내는 글루타치온이 몸속에서 발생하는 매연으로부터 나를 지켜주겠구나' 하는 인식을 갖는 것이 중요하다. 이렇게 작은 인지들을 쌓아나가다 보면 "내가 먹는 음식이 나를 만든다"는 문장의 의미를 온몸으로 체감하는 순간들을 만나게 될 것이다. 이 경험은 음식을 고를 때도 내 몸을 위한 선택을 하는 원동력이 되어 당장 입안의 즐거움을 찾는 데서 한 걸음 더 나아가게 만들 것이다. 자극적인 음식을 먹는 게 스트레스를 푸는 방법이자 고생한 나에게 주는 보상이라는 사회적·문화적 통념을 이겨낼 수 있는 유일한 길은 내 몸을 돌보는 매일의 습관과 건강에 대한 올바른 인지뿐이다.

'고치고 싶은 습관'에 새로운 생각 회로 심기

첫 번째 단계로 새로운 식습관을 세팅했다면 이제는 두 번째 단계다. 수많은 음식의 유혹은 절대로 한 번에 이겨낼 수 없다. 기분이 좋은 날이면 좋은 날대로, 기분이 나쁜 날이면 나쁜 날대로 맛있고, 자극적인 음식을 찾게 된다. 다만 이때 어떻게 대처하는지가 핵심이다. 이런 상황에서 해야 할 것은 '나는 먹는 거 하나 제대로 못 지켜' 하는 자책도 아니고, '나는 어차피 안 될 것 같으니 그냥 포기할래' 하는 자포자기도 아니다. 대신 스스로를 잘 관찰하는 것이 핵심이다.

나는 어떤 때 먹는 욕구가 조절이 안 되는지, 어떤 맛을 좋아하는지, 먹고 나서 어떤 기분 때문에 이걸 먹는지를 한발 물러나 바라봐야 한다. 내 이야기로 잠깐 다시 돌아가보면, 내가 음식을 찾았던 순간들에는 공통점이 있었다. '세상이 내 마음대로 되지 않을 때'라는 것이었다. 모든 게 다 내 마음대로 되지 않아도 그날 저녁 메뉴 정도는 내가 정할 수 있으니까. 나에게는 그게 마치 내 삶에서 마지막으로 남은 주도권 같았다. 이런 날에는 누군가와 함께 먹는 것도 너무 싫었다. 내 마음대로, 어떤 이의 눈치도 보지 않고 먹으면서 내 삶에 대한 통제감을 느끼는 것. 이것이 내가 먹는 이유였다. 처음 몇 입을 먹을 때야 맛있어서 행복하지만, 배가 터질 듯이 배부르게 먹는 과정은 절대 행복하지 않았다. 하지만 내일이 되면 먹지 못할 테니까, 이렇게 마음대로 할 수 있는 시간이 내일은 없을 테니까, 오늘의 끝을 부여잡고 꾸역꾸역 먹을 뿐이었다.

나의 뇌 회로에서 '먹는 것'은 '인생에 대한 주도권'과 너무나 강력하게 연결되어 있었다. 인생이 마음대로 되지 않아 주도권을 잃은 내가 유일하게 찾을 수 있는 주도권이 '음식'이었다. '마음대로 먹는 것 → 인생의 주도권 → 행복'이라는 전혀 다른 개념들이 나의 잘못된 습관 속에서 점점 더 강력하게 연결되어버린 것이다.

혹시 나와 비슷한 문제를 가진 분들이 있다면 '음식을 먹는 것'에 결부된 스스로의 감정을 들여다보는 게 정말 중요하다. 음식을 통제하지 못하는 많은 사람들 중에는 낮아진 자존감으로 인한 허기를 채우기 위해, 또는 마음대로 되지 않는 인생에 대한 보상심리로 '달고 자극적인 음식'을 찾는 경우가 정말 많기 때문이다. 나의 마음을 제대로 바라보고 이 연결고리를 명확히 인지해야만, 우리는 비로소 이 생각 회로를 바꿀 수 있다.

여기까지 음식에 대한 나의 생각 회로를 파악했다면, 이제는 바꿔볼 차례다. 가장 바꾸고 싶은 식습관이 있는가? 한번 떠올려보라. 그리고 이 음식이 나의 디톡스 시스템을 어떻게 위협하는지 함께 떠올려보자.

내가 마지막까지 가장 끊기 힘들었던 것이 바로 '당독소'였다. 쫀득하고 바삭한 닭강정, 녹진한 꿔바로우, 바삭바삭한 디저트류를 먹을 때면 식감에서부터 행복을 담당하는 호르몬 도파민이 느껴지는 것 같았다. '바삭바삭' 소리를 내며 음식을 베어 물면 마치 스트레스까지 같이 바스러지는 것처럼, 먹을 때마다 행복감과 해방감을 느끼기도 했다. '바삭바삭함 = 행복'이라는 생각의 회로는 정말 너무나 단단했다. 당독소가 몸에 나쁘다는 것을 아무리 알아도 닭강정을 먹고 싶은 마음을 이길 수가 없었다.

그런 내가 닭강정 보기를 돌 같이 하게 된 계기가 있다. 닭강정을 실컷 먹은 다음 날 세미나에 참석하게 되었는데, 하필 세미나 주제가 '치매'였다. 내가 평소 가장 두려워하는 병이 인지 능력을 잃는 치매인데, 세미나 내내 당독소야말로 치매에 정말 치명적인 독소라는 내용이 계속 반복되었다. 치매 환자들의 케이스를 보고 있자니, 어제 먹은 닭강정이 내 뇌세포를 갉아먹는 끔찍한 느낌이 들었다. 그날 내 머릿속에서는 '닭강정 = 치매'라는 생각 회로가 너무나 강렬하게 각인되었다. 이 생각 회로가 생기고 나자 정말 놀랍게도 닭강정이나 꿔바로우에 더 이상 손이 잘 가지 않았다. 그날을 마지막으로 여태껏 튀김 음식을 한 번도 먹은 적이 없을 정도다.

여러분이 고치고 싶은 습관에도 이런 방법을 적용해보기를 추천한다. 두루뭉술하게 '건강에 나쁘다', '독소가 많다'라는 개념으로는 절대로 강력한 생각 회로를 만들 수 없다. 앞에서 소개한 것처럼 자신이 가장 두려워하는 구체적인 병명이나 증상을 떠올리는 것이 효과적이다. 가족력이 있거나 주변에서 그 병으로 고생하는 것을 간접적으로 경험했다면 더 효과가 강력할 것이다. 예를 들어, 당뇨로 인해 신장이 좋지 않아서 투석으로 고생하는 부모님이 있다면 '디저트를 계속 먹으면 투석'이라는 아주 구체적이고도 강력한 생각 회로를 장착하는 것이다.

물론 이 생각 회로가 정착되고 강화되기까지는 시간이 필요하다. 하지만 본인에게 정말 중요하고, 의미 있는 생각 회로를 정립하고 나면, 그때는 저절로 변해가는 자신을 만나게 될 것이다.

이 두 가지 방법은 지금까지 공부한 디톡스 시스템을 일상에서 실천하기 어렵게 만드는 '현실의 유혹'에 맞설 강력한 무기가 되어줄 것이다. 이 두 가지를 깨달은 덕분에 나는 오랜 기간 고생했던 폭식하는 습관에서도 해방되었고, 끝까지 끊지 못하던 디저트류, 닭강정과도 작별했다. 나는 여전히 먹는 것을 참 좋아하는 사람이지만, 이제는 더 이상 내가 먹는 음식을 무작정 인생의 주도권과 행복으로 귀결시키는 잘못된 생각 회로는 가지고 있지 않다. 대신 내가 먹는 음식이 내 몸에 미치는 영향에 관한 새로운 생각 회로를 가진 사람이 되었다.

나 또한 이렇게 변하기까지 정말 오랜 시간이 걸렸다. 실패하더라도 그건 실패가 아니라 시행착오일 뿐이다. 포기하거나 좌절하지 말고, 이 책을 옆에 두었다가 나쁜 습관이 나오려고 하면 그 부분만 한번 들춰보길 바란다. 거기에서 나의 마음에 훅 와닿는 단어 하나씩만 찾아나가도 우리의 생각 회로는 조금씩 바뀌어갈 것이다.

당신의 건강 운명을
바꾸는 법

'건강한 삶'을 위한 다양한 방법을 이야기하다 보면 이런 반응들을 마주할 때가 있다. "매일 햄버거, 콜라를 먹고도 90세까지 잘만 살던데요?"

그렇게 건강하기 위해 유난떨지 않아도 잘먹고 잘사는 사람들이 있다는 것이다. 이런 이야기의 문제는 이걸 들은 사람이 '그래. 다들 잘만 먹는 건데 이쯤이야…' 하면서 치킨을 주문한다는 것이다.

이렇게 마음이 흔들릴 때 필요한 이야기를 하나 해볼까 한다. 바로 '건강 수저론'이다.

나는 "신이 모든 곳에 존재할 수 없어서, 엄마라는 존재를 만들었다"라는 말을 참 좋아한다. 엄마란, 부모란, 아이들에게 그토록 절대적인 존재다. 그런데 요즘 아이들을 보면 자신의 부모를 평가하기에 이르렀다. 이른바 '금수저', '흙수저'라는 말을 사용하는 그들의 언어에서 그 모습이 여실히 드러난다. 먹여주고, 재워주고, 키워주기까지 한 부모가 경제 수준이라는 평가의 잣대를 마주하게 된 것이다. 이것만으로도 참담한 심정인데 건강 수저론이 웬 말인가 할지도 모르겠다.

하지만 현실을 마주해야 한다. 우리는 경제 수준만큼이나 다른 유전자를 타고난다. '어떤 사람은 평생 콜라와 햄버거를 먹어도 90세까지 건강하게 잘만 살더라', '어떤 사람은 곱창을 한 끼에 10kg씩 먹어도 49kg의 날씬한 몸을 유지하더라' 하는 특이한 케이스들을 보고 나면 합리화하고 싶은 대한 욕구가 생길 수밖에 없다. '내가 먹는 정도는 그에 비하면 약과지' 하며 배달 음식을 시키고, '에이, 뭐 꼭 오래 살아야 하나, 적당히 즐겁게 살다 죽으면 되지' 하면서 오늘의 나에게 한없이 관대해진다.

이 마음을 나는 너무 잘 알고 있다. 나에게도 잊을 만하면 찾아오는 마음들이다. 우리는 내일의 안녕보다 오늘의 즉각적인 욕구 충족을 우선시하도록 진화했다. 그래서 눈앞의 유혹을 뿌리치고 귀찮음을 물리치고, 내 몸을 위한 양치질인 디톡스를 시작하려면 이 엄청난 합리화의 유혹을 떨쳐내는 게 필수적이다.

이 사람이 건강 금수저인지 한번 생각해보자.

- 채소를 많이 먹고 한식 위주의 건강한 식습관을 가지고 있다.
- 매일 운동하는 덕에 인바디상 근육은 많고, 체지방은 많지 않은 표준 체형 강인형이다.
- 건강 검진에서 위/대장 내시경, CT 모두 정상이고, 그 흔한 위염 하나 없는 건강인이라는 결과를 받았다.
- 감기에 잘 걸리지 않고, 특별히 몸에 불편한 증상 없으며, 가끔 체하는 정도다.

과연 이 사람은 건강 금수저일까? 겉보기엔 꽤나 건강해보인다. 이 사람을 조금 더 자세히 보자.

- 설탕이나 빵, 디저트류를 거의 안 먹는 데도, 당뇨를 나타내는 수치가 '당뇨 전단계' 목전에 있다(5.7부터 당뇨 전단계인데, 5.5~5.6을 왔다갔다한다).
- 당독소 검사에서 상위 1%에 들어갈 정도로 위험 수치가 높게 나왔다.
- 유전자 검사를 해봤더니 특이한 유전자가 있다. 이 유전자는 치매 위험에 굉장히 큰 영향을 미치는 것으로 알려져 있다. 이 유전자의 경우 하나를 가지고 있으면 치매 위험이 3배, 2개를 가지고 있으면 치매 위험이 무려 12배가 증가한다. 검사상 이 유전자가 1개 발견되었다.
- 만 30세가 되던 해, 원인 모를 두드러기가 매일 나기 시작했다.

이 사실을 다 알고도 이 사람을 건강 금수저라고 할 수 있을까? 흙수저까진 아니더라도 '금수저'라고 말하기는 어려울 것이다.

이건 바로 내 이야기다. 나는 내가 굉장히 건강한 줄로만 알았다. 예전에 나는 디톡스의 'ㄷ' 자에도 관심이 없었다. 와인을 사랑하고, 디저트를 먹는 게 삶의 낙이었으며, 운동은 아주 가끔만 하는 사람이었다.

그런데 내가 두 번째에 서술한 사실들을 알게 되면서 뒤통수를 호되게 얻어맞은 듯한 충격을 받았다.

'아…, 내 몸은 남들과 똑같이 산다면 금방 망가지겠구나.'

새로운 분야를 공부하면서 알게 된 지식은 예전에는 알지 못했던 내 몸에 대해 알게 해주었다. 내 몸뿐 아니라, 환자분들의 몸에 대해서도 이전에는 보지 못했던 수많은 것을 볼 수 있게 해주었다.

이 과정에서 우리의 건강 운명에는 두 가지 축이 존재한다는 정말 중요한 사실을 깨달았다. 첫 번째는 부모님께 물려받은 '건강 수저', 즉 유전자이며, 두 번째는 그 유전자를 조절하는 '삶의 습관'이다.

'건강 운명 = 건강 수저 × 삶의 습관'

즉, 우리의 건강 운명은 타고난 건강 수저와 삶의 습관이 총체적으로 반영된 결과이다. 우리가 그토록 신뢰하는 건강 검진은 그저 건강 수저와 삶의 습관이 뒤엉켜 만들어낸 어느 찰나를 포착한 스냅샷일 뿐이다. 특히, 건강 검진은 '병'을 진단하는 것에만 초점이 맞추어져 있다. 그래서 건강 검진의 '이상치'만으로는 당신이 최적의 상태에 있는지, 병으로 가는 길목에 있는지 판단하기가 어렵다. 그리고 건강 검진에서는 중금속과 환경호르몬 같은 각종 오염원에 대한 검사는 시행하지 않기 때문에, 우리는 삶의 습관이 만들어내는 각종 문제를 과소평가하고 있을 가능성이 매우 높다.

정말 단순하게 생각해보자. 우리가 현재 살고 있는 지구가 100년 전 지구와 같을까. 모든 음식의 기원이 되는 바다와 토양은 각종 오염 물질로 뒤덮여 있다. 정수기로 거를 수 있는 오염 물질의 단위가 나노미터인데, 그보다 작은 오염 물질은 너무나도 많다.

이제 당신에게 물어보고 싶다. 당신의 건강 운명은 어떤 상태인가? 건강 금수저가 아니라면 건강 운명을 바꾸기 위한 삶의 습관을 가지고 있는가? 아니면 정말 운이 좋아 건강 금수저라 하더라도, 지구가 이토록 더럽혀지고 온갖 음식을 먹는 사이 당신의 건강 금수저가 더럽혀지지 않았다고 자신할 수 있는가?

이 모든 것을 모르고, 과거의 생활습관대로 살아간다면 내 미래는 과연 어떤 모습일지 생각만 해도 아찔해진다. 남들보다 독소에 취약한 몸인 줄도 모르고 각종 디저트와 튀김 음식을 먹고 싶은 대로 먹으며 산다면, 분명 60대의 이른 나이부터 치매를 앓게 될 것이다.

당신은 어떠한가. 분명히 1년 전과 지금의 몸 상태가 다른 데도, 나이 먹으니 어쩔 수 없는 거지 하고 넘어가진 않았는가? 건강 검진에 나오는 '정상 범위'에 안도하면서 몸이 보내는 여러 신호를 애써 모른척하지는 않았는가? 한번 떠올려보길 바란다. 만약 몸이 보내는 신호를 느끼고 있다면, 부디 자세를 고쳐 앉고 집중해주면 좋겠다.

건강 운명을 바꾸고자 할 때, 다음의 세 가지를 강조하고 싶다.

첫째, 우리의 건강 수저는 각기 다르다. 누군가는 건강 금수저여서 적은 노력이 필요하기도 하고, 누군가는 건강 흙수저여서 정말 많은 노력이 필요하기도 하다. 이건 사람마다 그저 타고나는 조건이 다른 것이기 때문에, 주어진 상황을 불평하지 말고 받아들이면 좋겠다. 내 출발선을 아는 것, 그게 운명을 바꾸는 첫 번째 단계다.

둘째, 당신의 건강 수저가 어떠하든 생활습관으로 운명을 바꿀 수 있다. 노력의 크기가 다를 수 있다는 것은 부정하지 않겠다. 나 또한 건강한 몸을 유지하기 위해 굉장히 많은 노력이 필요한 사람 중 하나다. 하지만 어떤 생활습관을 가졌느냐에 따라 금수저임에도 요절할 수 있고, 흙수저임에도 백 살까지 건강하게 살 수도 있다는 점을 꼭 기억해야 한다.

셋째, 건강 운명을 바꾸는 습관 중 가장 강조하고 싶은 것은 바로 몸에 하는 양치질, '디톡스'다. 건강 금수저가 아닌 내가, 나의 운명을 바꾸기 위해 가장 먼저 바로잡은 습관이기도 하다. 이 책을 통해 만든 '디톡스'라는 습관이 여러분에게도 건강 운명을 바꾸는 첫걸음이 될 수 있기를 바란다.

몸을 살리는
해독의 열쇠,
십자화과 채소

현실의 유혹과 흔들림을 이겨낼 수 있는 전략을 탑재했다면, 지금이야말로 가장 효과적으로 여러분의 독소 배출에 기여할 수 있는 치트키를 소개할 절호의 타이밍이다.

이 독소 배출의 치트키는 앞서 말한 내 몸을 위한 새로운 '습관 형성'을 도울 수 있는 최적의 방법이다. 몸의 디톡스 시스템을 돕기 위해 일상에서 실천할 수 있는 방법이 무엇이 있을지 정말 숱하게 고민하고 시도해보았지만, 이것만큼 크게 어렵지 않고, 빠르게 효과를 볼 수 있으면서 여러 도미노 효과가 있는 방법은 없었다.

이 치트키는 바로 '라이블리 스무디'다. 4년 전 건강한 식단에 대한 해답을 끊임없이 고민하다가 찾게 된 해결책 중 하나가 '십자화과 채소'였다. 그런데 십자화과 채소가 좋다는 사실을 알아도, 반찬이나 요리로 먹으려니 절대로 매일 먹을 수가 없었다. 그래서 이 좋은 채소를 매일 먹을 수 있는 방법이 없을까를 궁리하다 생각해낸 것이 '스무디' 형태로 먹는 것이었다.

매일 채소를 갈아 마시면 더 좋겠지만, 일하랴 공부하랴 여유 시간이 부족했던 나에게는 조금 더 간편한 방법이 필요했다. 그래서 1주일치를 한 번에 갈아두고 1주일 동안 마실 수 있는 방법과 재료들을 찾았다. 장내세균총을 건강하게 만드는 데는 '다양성'이 핵심인데, 한 가지 채소만 계속 먹을 수 없으니 채소들의 종류를 바꿔가며 레시피 종류를 늘려가기 시작했다.

처음에는 아보카도를 넣은 버전이 메인이었는데, 아보카도에 알레르기가 있는 분들도 꽤 있고, 환경 파괴 등의 이슈로 꺼려하는 분들이 있어 아보카도를 대체할 수 있는 재료를 찾기 위해 수차례 실험을 하기도 했다. 이후에는 주키니 버전, 애호박 버전, 비트가 들어간 루비 버전 등을 차례로 온라인상에서 소개했다. 나와 함께 스무디 마시기를 실천해준 분들의 아이디어에 힘입어 아이들도 거부감 없이 잘 먹을 수 있는 핑크와 골드 버전도 소개했다.

여러 가지 버전의 레시피를 만들면서 꼭 지키고 싶은 원칙이 있었는데, 바로 과당 함유량이 많은 '과일'을 피하자는 것이었다.

'과당'은 우리 몸의 주 원료인 포도당과는 달리 우리 몸의 다양한 조직에서 쓰이지 못하고 대부분 간에서 대사되어야 한다. 결국 과당을 많이 먹게 되면 우리의 디톡스 시스템, 간에 또다른 업무를 부과하는 셈이 되어버리는 것이다. 그래서 매일 우리 몸을 도와주기 위해 먹는 스무디를 고안하면서는 과당의 함량을 최소화하고 싶었다. 그래서 처음으로 과당이 포함된 뿌리채소인 비트를 추가한 루비 스무디 레시피는 특히 고심해서 만들었다. 비트에 포함된 '베타인betaine'이라는 성분에서 얻을 수 있는 효과는 참 특별해 과당의 존재를 감수하고도 스무디의 재료로 편입하게 되었다. 이 성분은 우리의 유전자 발현을 조절하는 데 중요한 역할을 한다. '유전자 발현 조절'은 모든 사람에게 중요하지만, 특히 예비 임산부, 임산부와 출산 후를 비롯해 삶의 변화의 시기를 겪는 내 또래의 여성들에게는 정말 큰 도움이 된다.

이렇게 '십자화과 채소를 매일 먹어 보자'라는 단순한 마음에서 출발한 '라이블리 스무디'는 4년 동안 수많은 분의 응원과 피드백을 받았고, 덕분에 지금처럼 다양한 레시피의 형태로 많은 분들의 일상이자 습관으로 자리잡게 되었다.

라이블리 스무디를 꾸준히 마신 분들은, 병원에 가서 검사하고 치료한 것이 아닌 데도 정말 많은 증상이 호전되었다는 말을 전해 준다. 그리고 이유식을 시작한 아이들에게는 너무나 좋은 밥 친구가 되어주기도 한다. 어릴 때부터 십자화과를 먹고 자란 아이들의 엄마는 아이가 잔병치레도 덜하고, 너무 예쁜 바나나 모양의 배변을 하며, 채소와 친한 건강한 입맛을 갖고 있다고 입을 모아 말한다. 이런 메시지들을 보면서 입맛이 유연한 어린아이 때부터 스무디를 꾸준히 먹일 수 있으면 좋겠다고 생각하게 되었다. 이 과정에서 탄생한 것이 바로 '라이블리 스무디 베이비 버전'이다.

2세 이하 아이들의 경우 신장 기능이 완전히 발달한 게 아니기 때문에 스테비아 등의 감미료를 쓰기가 망설여졌다. 그리고 아이들은 어른들처럼 식사나 간식에서 과량의 과당을 먹지 않기 때문에 감미료보다는 소량의 과일이 더 안전할 수 있겠다는 판단이 들었다. 그리고 또 한 가지, 조금 더 자란 아이들이나 성인들 중에도 이른바 '초딩 입맛'을 가진 분들이 많다. 이분들이 라이블리 스무디의 레시피를 보고 가장 처음 하는 말이 "맛 없을 것 같아요…", "대체 무슨 맛이죠?"다. 이런 분들도 부담 없이 친근한 맛으로 스무디 라이프를 시작할 수 있도록 각각의 버전에 어울리는 과일을 추가해 베이비 버전 레시피를 만들었다.

사실 이 과정에서 라이블리 스무디를 처음 만들 때부터 고수해온 '과일 없는 스무디'라는 원칙을 깨는 게 마음에 걸렸다. 하지만 베이비 버전을 통해 더 많은 아기, 어린이, 그리고 성인까지도 보다 쉽고 맛있게 스무디를 시작하는 모습을 보면서 '나의 원칙'보다는 '각자를 위한 최선'이 건강한 삶을 시작하는 최고의 방법이라는 것을 다시 한번 깨닫게 되었다.

채소 때문에 맛이 없을 것 같아 지레 포기했던 분들은 익숙한 과일들이 포함된 베이비 버전을 통해 채소의 맛과 친해지는 것을 추천한다. 그런데 채소의 맛과 조금씩 친해지다 보면 정말 놀라운 변화를 자각하게 될 것이다. 이전과 똑같은 음식을 먹어도 훨씬 달게 느껴질 것이다. 아무 맛도 안 났던 채소에서 점점 은은한 단맛이 느껴질 것이다. 왜 그런 것일까? 우리의 혀에 존재하는 맛을 감지하는 세포, '미뢰'가 적응을 하기 때문이다. 단맛을 계속 먹게 되면 우리 혀의 세포들은 강한 단맛에 적응한다. 이 과정에서 단맛에 대한 민감도가 떨어지면서, '달다'고 느끼는 단맛의 역치가 점점 높아진다. 그래서 단 걸 자주 먹는 사람들은 웬만큼 단 음식도 아주 달다고 인식하지 못한다. 반면 단맛을 줄이면 상황은 반대로 변한다. 우리 혀의 세포들이 단맛을 느끼는 민감도가 높아져 조금만 단맛이 들어와도 달다고 느끼게 된다.

자극적인 음식의 맛에 길들여진 사람들은 스무디를 마시면 밍밍하고, 쓴맛 밖에 느껴지지 않을지도 모른다. 그건 스무디 속 단맛과 다채로운 맛을 느끼는 혀의 감각이 둔해졌기 때문이다. 이런 분들은 스무디 한 잔을 마시더라도 꼭 다양한 맛을 음미하면서 마셔보길 바란다. 이렇게 한두 달만 입맛을 바꿔나가면 전에 먹던 음식 대부분이 굉장히 달고 짜게 느껴질 것이다. 그때가 되면 스무디에 감미료는 물론, 과일을 넣고 싶은 마음조차 저절로 사라질 것이다. 나 또한 과당은 피하고 싶은데 단맛 없이는 스무디를 마시기 어려웠던 사람이어서 알룰로스나 스테비아를 꼭 사용해야 했다. 하지만 시간이 지날수록 스무디에 넣는 감미료 양이 점점 줄기 시작하더니, 이제는 넣으면 달아서 먹기 힘든 지경에 이르렀다. 나로서도 놀라운 변화였다.

'매일'의 힘은 상상 이상으로 거대하다. '매일 실천하는 습관'인 스무디와 함께 우리의 하루를 바꿔나가보자.

내 몸을 아끼는
매일의 습관

본격적으로 라이블리 스무디를 소개하기 전에 흥미로운 후기가 있어 소개하고자 한다. 반년간 라이블리 스무디를 매일 마신 은정 씨의 이야기다. 1주일간 최소 채소 1000g, 반년간 최소 채소 26000g을 먹은 은정 씨는 과연 6개월 동안 어떤 변화가 있었을까?

은정 씨의 대답은, 놀랍게도 아무 변화가 없었다는 것이다. 평소에도 채소를 좋아하는 편인데다, 라이블리 스무디를 통해 십자화과 채소 섭취량을 늘릴 수 있고, 입맛에도 잘 맞아 반년을 꾸준히 마실 수 있었다고 한다.

은정 씨는 변화가 없었던 이유에 대해 이렇게 추측했다. 스무디를 챙겨 먹었을 뿐, 다른 식습관은 똑같았다는 것이다. '건강한 음식을 챙겨 먹고 있으니 이 정도는 더 먹어도 돼!'라고 합리화하며 안 좋은 음식을 더 먹기도 했고, 야식을 먹거나 스트레스성 폭식 같은 습관 또한 그대로 남아 있었다고 했다. 반년간 스무디를 꾸준히 만들어 먹을 정도로 실행력이 있는 은정 씨에게 비어 있는 부분은 뭐였을까.

이제 나연 씨의 이야기를 들어보자.

나연 씨의 최애 음식은 떡볶이와 붕어빵이었다. '스트레스 해소에는 당분 가득한 디저트 섭취'라는 공식이 당연한 명제였다. 안 먹고 스트레스를 받을 바에야 먹고 지금 당장 행복해지고 싶었다. 출산과 육아 후에는 내 몸 챙길 시간이 없다 보니 배달 음식으로 대부분의 식사를 챙기는 이른바 '프로 배민러'이기도 했다. 이런 식습관을 가진 나연 씨에게는 삶을 갉아먹는 불편한 증상이 정말 많았다. 14년째 지속된 비염을 비롯해 만성피로, 편두통, 생리통, 피부트러블 등 각종 염증들이 나연 씨를 괴롭혔고, 그중에서 가장 괴로운 것은 과민성대장증후군으로 인한 설사였다. 특히 최근 1년 반 동안 매일 같이 설사가 지속되었다. 병원을 다녀봤지만 고치기 어렵다는 이야기만 듣고, 약 처방을 받는 것이 다였다.

그렇게 설사가 지속되던 어느 날, 화장실에서 걸어나오는데 눈앞이 흐려지고 앞이 보이질 않아 구급차에 실려 병원에 간 적이 있었다. 검사를 해보니 혈색소 수치 8(12 미만이면 빈혈)로 심각한 빈혈이었다. 의사는 만성적인 설사 때문에 철분이 흡수되지 못한 것이 원인이라고 추측했다. 더 이상 나빠지는 몸을 방치할 수 없다는 생각에 자신의 몸을 챙기기로 결심한 나연 씨는 인터넷 검색 도중 내 블로그를 알게 되었다.

나연 씨는 내 블로그의 글을 보고 밀가루, 유제품, 설탕, 가공식품을 끊고, 독소 해방 솔루션 1단계인 위산 분비를 돕기 위해 애사비를 먹기 시작했다. 이와 함께 라이블리 스무디도 마시기 시작했다. 이렇게 건강한 음식을 챙기다 보니 저절로 집밥을 만들어 먹게 되었는데, 요리를 할 때도 당독소를 줄일 수 있도록 재료를 찌고, 삶고, 데치는 방식을 주로 사용했다. 시행착오를 겪으며 차근차근 요리를 시작한 결과 나연님은 이른바 '요리 똥손이자 프로 배민러'에서 '프로 집밥러'로 거듭났다.

9개월의 대장정 끝에 나연 씨의 몸은 어떤 변화를 겪게 되었을까. 묽은 변, 설사가 완전히 사라졌고, 바나나 모양의 건강한 대변을 보게 되었다. 14년을 주구창창 괴롭히던 만성 비염도 사라졌다. 빈혈이 교정되었을 뿐 아니라 생리통, 근육통, 피부 트러블 모두 개선되었고, 더 이상 만성 피로에 시달리지 않았다.

은정 씨와 나연 씨의 차이는 어디에서 비롯되었을까.

나는 이 차이를 나연 씨가 건강을 되찾는 여정을 기록한 블로그 글에서 찾을 수 있었다.

쳇바퀴 돌듯 수도 없이 반복하던 (증상 → 병원 가기 → 약물 치료) 과정을 넘어서려면 몸에 나타난 과도한 염증 반응의 원인을 찾고 줄여야 하는 것이었다. 식습관과 생활습관을 교정해야만 하는 이유가 명확해졌다.

은정 씨에게 라이블리 스무디는 평소 잘 챙겨먹지 못하는 '십자화과 채소'를 섭취하는 방법이었고, 나연 씨에게는 염증을 줄이기 위한 식습관, 생활습관 교정 과정의 일부였던 것이다. 이런 생각의 차이는 당연히 행동의 차이로 고스란히 반영되었다. 은정 씨는 야식, 염증을 일으키는 음식을 먹는 식습관에 큰 변화가 없었던 반면, 나연 씨는 식습관 전체가 건강한 집밥으로 변했다.

나는 두 사람의 이야기를 통해 '건강해지려면 식습관을 통째로 다 바꿔야 한다'고 말하려는 게 절대 아니다. 스무디가 '나에게 가지는 의미'의 차이가 전혀 다른 결과를 가져올 수 있다는 것을 말하고 싶었다.

이 책을 읽은 여러분에게도 라이블리 스무디가 단순하게 '십자화과 채소를 꾸준히 먹는 방법'에서 한발 더 나아가 '내 디톡스 시스템을 원활하게 해주고, 매연을 제거하는 습관'이라는 의미로 받아들여지길 바란다. 이 작은 인지는 스무디를 먹을 때마다 내 몸의 독소들과 디톡스 시스템에 대한 생각으로 이어지고, 이 생각은 열심히 가꾸고 청소한 내 몸에 독소들을 넣고 싶지 않다는 마음으로 이어진다.

이렇게 나의 몸에 관심을 기울이다 보면 작은 변화들을 눈치채게 될 것이다. 가려움이 잦아들거나 피로감이 덜해지는 작은 변화들, 인지하지 않으면 놓칠 수 있는 몸의 변화들을 관찰하게 되고, 그렇게 조금씩 식습관과 내 몸의 밀접한 관계를 체감할 것이다. 이 작은 성공 경험은 피곤한 날에도 집밥을 하는 힘이 되고, 귀찮아도 스무디를 갈게 하는 원동력이 되어줄 것이다. 이렇게 차곡차곡 쌓아나간 세월은 이 책에서 소개한 분들뿐 아니라, 미처 소개하지 못한 많은 분들의 건강에 큰 변화를 가져왔고, 여러분에게도 큰 변화의 시작이 되어줄 것이다.

어떤 분이 나에게 이런 말을 전했다. 그동안은 내 몸을 제대로 돌보고 살핀 적이 없었던 것 같다고. 이대로는 큰일나겠다 싶어 시작한 일이었는데, 언제부터인가 스무디를 만드는 시간이 나를 사랑해주는 시간이 되었다고. 그 덕분에 몸이 건강해진 것도 있지만 나를 조금 더 아끼고, 사랑하게 된 것 같다고.

나와 오랜 시간 함께한 분들에게 스무디는 어느새 '나를 아끼고 사랑하기 때문에 지키게 되는 루틴'이 되어 있었다.

이 책에서 말한 다양한 이야기의 목표도 결국은 하나다. 여기에서 소개한 디톡스 시스템과 관련된 맥락 중 어느 하나라도 여러분의 마음에 가닿아, '이렇게 하면 몸에 좋대' 하는 막연한 건강 정보가 아니라 '내 디톡스 시스템은 여기가 약하니까, 이걸 도와줘야지' 혹은 '나와 비슷한 증상이었던 사람도 이런 방법을 통해 나아졌구나. 나도 해봐야지' 하는 구체적인 가이드라인이 될 수 있길 바라는 것이다.

부디 '독소 해방 솔루션 5단계'와 '라이블리 스무디'가 여러분 마음속 고유의 의미 속에서 잘 활용되기를 바란다.

라이블리 스무디
레시피

독소 배출 치트키, '라이블리 스무디'! 한번 시도해볼 마음이 들었기를 바란다. 그럼 이제 라이블리 스무디의 레시피와 만드는 방법을 소개할 차례다. 처음에 두세 번 정도는 레시피대로 따라해보다가, 이후에 익숙해지면 원하는 재료를 추가하고 바꿔가면서 다양하게 응용해도 좋다.

그전에 스무디 레시피가 어떻게 구성되어 있는지 쭉 둘러보면 다양한 버전을 골고루 마시는 데 도움이 될 것이라 생각한다.

여기서 소개하는 라이블리 스무디 레시피는 앞서 말했듯 1주일에 한 번 만들어 1주일간 냉장 보관이 가능하다. 김치냉장고에 보관하면 맛이 조금 더 잘 보존되고, 여름철에 냉장 보관해야 한다면 5~6일 내로 조금 더 빠르게 소진하는 것을 추천한다. 한 번 만들 때 총 1.5ℓ~2ℓ 정도가 나오며, 한 잔에 해당하는 250~300mℓ를 1회 분량으로 하면 7잔, 총 1주일치 분량이다.

각각의 라이블리 스무디 레시피에는 다양한 십자화과 채소들이 두 가지씩 들어가 있고, 여기에 맛과 영양적 다양성을 더할 수 있는 채소들이 추가되어 있다.

십자화과 채소를 찌는 시간

십자화과 채소는 설포라판을 비롯해 글루타치온 생성을 촉진하는 아주 중요한 활성 물질이 들어 있는 만큼, 조리 방법에 따라 이 활성 물질의 양이 어떻게 변하는지에 대한 연구도 진행되어 있다. 가장 추천하는 방법은 '찌기'이다. 십자화과 채소를 다양한 방법으로 조리한 후 활성 물질의 양을 측정한 실험에서 활성물질이 가장 높게 보존된 방법 중 하나가 '찌기'이기 때문이다. 나머지 한 가지 방법은 '볶기'인데, 볶음 요리를 만들 때 십자화과 채소를 추가하는 것도 좋은 섭취 방법이 될 수 있다.[1]

채소를 찔 때는 '5분 이내로 찌기'를 기억해야 한다. 이전에 '해독 주스'라고 해서 토마토, 브로콜리, 양배추 등을 푹 삶은 후에 갈아마시는 주스가 유행한 적이 있었는데, 이렇게 오랜 시간 가열 조리를 하면 십자화과 채소의 유익한 물질들이 모두 없어져버린다. 물에 삶는 방법도 마찬가지인데, 십자화과 채소를 물에 넣고 삶으면 물과 친한 활성 물질들이 물로 다 새어나가 버린다. 십자화과 채소의 유익한 성분을 충분히 섭취하고 싶다면 '5분 이내로 찌기'를 꼭 기억하길 바란다.

십자화과 채소를 찐 후 찬물 샤워

찬물 샤워는 찌고 나서 뜨거워진 십자화과 채소를 찬물로 식히는 과정을 말한다. 이 부분은 재료를 소분해두었다가, 매일 갈아 마시는 경우에는 생략해도 된다. 라이블리 스무디는 1주일에 한 번 만들어 7일 동안 마시는데, 이를 위해서는 1주일간 스무디의 상태가 변하지 않는 것이 중요하다. 재료들의 맛, 색을 변화시킬 수 있는 가장 대표적인 요인이 바로 '열'이다. 십자화과 채소를 찌고 나서 찬물로 식히지 않고 바로 갈게 되면, 채소에 남아 있던 열이 다른 재료의 맛을 변하게 할 수 있다. 특히 아보카도 버전에서는 갈변으로 자주 나타난다. 그래서 재료를 찐 후에는 꼭 찬물로 한 김 식힌 후 가는 것을 추천한다.

레몬주스

레몬주스 대신 레몬을 직접 깎아서 넣거나, 레몬즙을 짜 넣어도 좋다. 사실 이렇게 하면 맛이 훨씬 고급스러워진다. 다만 손이 조금 더 많이 가기 때문에 나는 유기농 레몬 100%로 된 레몬주스를 사용할 때가 더 많다.

믹서기

'착즙기를 사용해도 될까요?' 하는 질문이 정말 많다. 안타깝게도 착즙기는 즙을 만드는 과정에서 채소에 가득 들어 있는 식이섬유를 걸러낸다. 귀중한 식이섬유를 함께 먹기 위해서는 착즙기 대신 믹서기를 이용하기를 추천한다.

내 인스타그램에는 라이블리 스무디를 편하게 시작할 수 있도록 가성비 믹서기 추천부터 유리병, 깔때기 등 다양한 팁들이 자세하게 기록되어 있으니, 조금 더 구체적인 팁이 필요한 분들은 참고하면 도움이 될 것이다.

알룰로스와 스테비아

대체 감미료의 안전성에 대한 논란은 정말 많다. 안전하다고 여겨지던 에리스리톨마저도 최근 한 연구 결과에서 심장병과의 연관성이 보고된 바 있다. 물론 단맛 자체가 음식을 중독적으로 먹게 하는 주범인 만큼, 단맛은 점점 줄여나가야 하는 게 맞다. 하지만 변화가 한 번에 일어나지 않는 것도 현실이다. 그리고 당뇨, 당뇨전단계, 지방간, 인슐린저항성 등의 문제가 있는 사람에게 '과당'은 그야말로 독이기 때문에, 대체 감미료를 사용하는 것이 도움이 되는 분들도 있다고 생각한다.

그렇다면 수많은 대체감미료 중 그나마 가장 안전하다고 알려진 게 무엇일까? 바로 천연감미료인 스테비아, 알룰로스, 나한과 등이다. 나한과의 경우 워낙 단맛이 강해 양 조절이 어렵기 때문에 인공감미료인 에리스리톨과 섞여 있는 제품이 많아서 스테비아, 알룰로스를 사용할 것을 조금 더 추천한다. 각각에 대한 자세한 정보는 내 블로그에 나와 있으니 참고해도 좋겠다. 라이블리 레시피에서는 알룰로스 또는 스테비아를 사용했다. 스테비아를 사용할 경우 '알룰로스 1테이블 스푼 = 100% 스테비아 기준 $90mg$'을 적용하면 된다. 만약 그래도 대체 감미료 사용이 꺼려진다면, 평소에 과당과 설탕 섭취를 많이 하지 않는다는 전제하에 베이비 버전 스무디를 자유롭게 활용하면 좋다.

아보카도 버전

아보카도가 들어간 버전 중 '연두 스무디'는 입문자분들에게 가장 먼저 추천하는 레시피다. 아보카도, 양배추, 브로콜리, 레몬주스에 단맛을 추가하면 정말 신기하게도 키위 맛이 난다. 아보카도 덕분에 목 넘김도 부드러워 부담 없이 마실 수 있다.

간혹 아보카도가 3개나 들어가면 칼로리가 높아지는 것 아니냐고 걱정하는 분도 있는데, 아보카도 3개를 7잔으로 나누면 한 잔에 반 개도 들어가지 않는다. 한 잔당 약 100kcal 정도인데, 아보카도의 건강한 지방은 담즙 분비를 촉진할 뿐 아니라, 식물에 들어 있는 '파이토케미컬phytochemical*과 같은 유익한 성분들이 몸에 더 잘 흡수될 수 있도록 도와준다.

게다가 아보카도 버전들은 아보카도 덕분에 포만감도 오래 유지되고, 섬유질도 다량 함유하고 있어 아침으로 먹기에 안성맞춤

---

* 식물에서 자연적으로 발생하는 생리활성화합물로 식물의 색, 향, 맛을 결정한다. 항산화, 항염, 항암 등의 다양한 건강 혜택을 제공하며 과일, 채소, 콩류 등에서 풍부하게 발견된다. 인체 면역력 강화와 만성질환 예방에 중요한 역할을 한다.

연두 스무디 (약 2ℓ)

양배추	300g (1/4통, 찌기, 4~5분)
브로콜리	200g (1개, 찌기, 2~3분)
아보카도	3개 (약 360g)
레몬즙	90㎖
알룰로스	3~4스푼
물	750㎖

알룰로스 1테이블 스푼 = 100% 스테비아 기준 90㎎

그린 스무디 (약 2ℓ)

청경채	300g (찌기, 2분)
브로콜리	200g (1개, 찌기, 2~3분)
아보카도	3개 (약 360g)
레몬즙	90㎖
알룰로스	3~4스푼
	(=Better Stevia 전용 스푼으로 6~8스푼)
물	750㎖

미나리 연두 스무디 (약 2ℓ)

양배추	300g (1/4통, 찌기, 4~5분)
브로콜리	200g (1개, 찌기, 2~3분)
미나리	200g (데치기, 1~2분)
아보카도	3개 (약 360g)
레몬즙	90㎖
알룰로스	3~4스푼
물	750㎖

고소미 스무디 (약 2ℓ)

청경채	300g (찌기, 2분)
컬리플라워	300g (찌기, 2~3분)
시금치	200g (데치기, 30초~1분)
아보카도	3개 (약 360g)
레몬즙	90㎖
알룰로스	3~4스푼
물	750㎖

인 버전이다. 2세 미만의 어린아이들과 함께 마시려고 하거나, 아직 채소로만 된 스무디가 낯선 분들은 뒷부분에 나오는 베이비 버전 레시피를 참고하길 바란다.

애호박 버전

아보카도는 영양학적으로는 이점이 너무나 많은 식품이지만 알레르기가 있거나 환경적인 문제 때문에 꺼려하는 분들이 꽤 있다. 이런 분들을 위한 레시피가 바로 애호박 버전이다. 애호박 또한 영양학적으로 이점이 많다. 다양한 비타민과 미네랄이 풍부할 뿐 아니라, 장내세균의 좋은 먹이가 되는 펙틴이라는 식이섬유가 많은 것도 특징이다. 우리가 그토록 없애려고 하는 '활성산소'를 낮추는 항산화 작용과 항암 작용이 연구된 바 있을 정도로 다양한 활성 물질들을 가진 식재료다.[2]

애호박은 우리가 요리에서 사용하는 것처럼 익혀서 사용한다. 중간의 노란 부분이 진한 색깔이 날 때까지 익힌 다음 사용하면 된다. 애호박 버전들에는 토마토가 함께 추가된 경우가 많은데, 토마토를 좋아하지 않는 분들은 토마토 대신 애호박 양을 늘려 사용해도 좋다.

애호박 버전의 꽃은 핑크와 골드가 아닐까 싶다. 내가 입문자 분들에게 연두와 함께 가장 많이 추천하는 레시피가 바로 '핑크' 이다. 일단 색이 너무 예뻐서 만들 때도, 갈아둔 후에도 시각적 만족감이 굉장히 크다.

핑크와 골드 레시피를 고안할 때 처음으로 시각적 자극에 대해 생각하게 되었다. 특히 아이들은 초록색을 싫어하는 경우가 많아 엄마들이 애를 먹는다는 이야기를 많이 들은 터였다. 그래서 색감도 예쁘고, 맛도 좋은 스무디를 만들기 위해 다양한 시도를 거쳐 고안한 레시피이다.

핑크와 골드의 색감은 토마토의 비중이 꽤 크기 때문에, 예쁜 색감을 원한다면 잘 익은 붉은 토마토를 쓰기를 추천한다. 짭짤이 같은 초록 토마토를 쓰면 골드의 색감이 골드가 되기 전 연두에 가까워진다. 짭짤이를 쓰면 맛도 달라지니, 스무디를 만들 때는 일반 완숙 토마토를 조금 더 추천한다.

토마토는 여기서 굳이 영양학적인 이점을 설명할 필요가 없을 정도로 잘 알려진 건강한 식재료 중 하나다. 토마토는 다양한 생물학적 활성을 가지지만, 그중에서도 가장 중요한 효과는 역시 활성산소를 줄이고, 몸의 항산화력을 높일 수 있다는 부분이다.[3]

토마토는 익혀서 먹는 게 영양분 흡수에 더 용이하다는 말이 있는데, 일부는 맞다. 여러 가지 항염, 항산화 작용을 하는 지용성 영양소의 경우에는 익혀 먹는 것이 유리하고, 수용성 비타민 같은 수용성 영양소의 경우에는 생으로 먹는 것이 유리하다. 영양학적인 측면에서는 애호박을 찔 때, 토마토를 같이 쪄서 활용하면 좋다. 다만 익힌 토마토에는 특이한 식감이 있는데, 그걸 별로 좋아하지 않는 분들은 생으로 넣어도 좋다. 참고로 나는 이 식감을 좋아하지 않아 생으로 넣는다.

그리고 핑크와 골드 버전의 가장 큰 장점은 애호박과 토마토의 단맛이 어우러지기 때문에 감미료가 거의 필요하지 않다는 점이다. 스무디에 익숙해지면 애호박 버전에서는 감미료를 줄여나가 보는 것도 추천한다.

핑크 스무디 (약 2ℓ)

콜리플라워	300g (찌기, 2~3분)
적양배추	약 300g (찌기, 4~5분)
애호박	1개 (찌기, 4~5분)
토마토	300~500g (생으로 넣기 또는 찌기)
레몬즙	60㎖
알룰로스	2스푼
물	500㎖

골드 스무디 (약 2ℓ)

콜리플라워	300g (찌기, 2~3분)
배추	약 300g (찌기, 4~5분)
애호박	1개 (찌기, 4~5분)
토마토	300~500g (생으로 넣기 또는 찌기)
레몬즙	60㎖
물	500㎖

*단맛이 부족하면 알룰로스 1스푼 추가

루비 버전

루비 버전은 '비트'를 이용한 레시피이다. 단호박, 고구마, 당근, 비트 같은 뿌리 채소들은 각종 스무디에 자주 사용되는 식재료지만, 뿌리채소에는 당분이 꽤 포함되어 있기 때문에 매일 먹는 스무디에는 굳이 넣지 않겠다는 원칙을 꽤 오랜 시간 고수해왔다. 하지만 비트에는 다른 채소에는 잘 들어 있지 않지만, 우리 몸에 꼭 필요한 성분이 있어서 스무디 재료로 채택했다.

나의 마음을 돌린 성분은 베타인인데, 이 성분은 우리 몸의 해독과 유전자 조절을 담당하는 아주 중요한 길목에서 사용되는 물질이다. 일단 해독에서는 간질환에 관련된 부분이 꽤 많이 연구되어 있다. 비알콜성지방간에서 베타인을 보충해주었을 때, 간에 축적된 지방을 줄였을 뿐 아니라, 항염증 작용을 한다는 것이 보고되었다. 알콜성간질환에서도 알코올에 의한 글루타치온 고갈을 막아 간세포의 항산화 능력에 도움이 된다고 밝혀진 바 있다.[4]

그리고 가장 중요한 작용 중 하나는 '유전자 발현 조절'인데, 베타인이 작용하는 길목에서 만들어지는 물질들이 마치 스위치처럼 작동하여, 어떤 유전자는 켜고, 어떤 유전자를 끌지를 결정하게 된다. 결국 이 유전자들의 켜고 꺼짐을 통해 우리 몸의 기능이 조절된다.

우리의 생애 주기에서 이 '유전자 발현'이 특히 중요해지는 때가 있다. 바로 임신 기간이다. 그래서 루비 버전은 나의 미래 임신 기간을 위해 만든 레시피이기도 하다. 임산부에게 엽산을 그렇게 강조하는 이유도, 엽산 또한 이 '스위치'를 만드는 과정에 사용되기 때문이다.

이 '유전자 발현 조절'은 임산부뿐 아니라 모든 사람에게 일어난다. 유전자 발현을 잘 조절해서 건강하게 살고 싶은 사람들에게는 필수적인 영양소라는 뜻이다. 그러니 라이블리 스무디를 종류별로 마실 때 루비 버전은 꼭 포함시켜주길 바란다.

다만 한 가지, 비트에는 베타인 외에 '옥살산oxalate'이라는 성분이 꽤 많이 함유되어 있다. 이 옥살산은 몸에 결석이 잘 생기는 사람들이 많이 먹으면 결석의 원인이 되기도 하는 성분이다. 대표적으로 옥살산이 많이 포함된 채소가 시금치와 비트이다. 신장결석, 요로결석 등 결석이 생긴 경험이 있거나 가족력이 있는 사람들은 옥살산이 많이 함유된 음식을 다량 먹는 것은 피하는 게 좋다. 하지만 결석이 생긴 적 없는 사람들은 이런 채소들을 다량으로, 매일같이 먹지 않는 한 큰 문제가 되지 않으니 걱정하지 않아도 된다. 다만 계속 루비 버전만 마시기보다는 다양한 버전들과 번갈아 마시기를 추천한다. 또 한 번 강조하지만, 우리의 장 건강을 위해서는 다양성이 가장 중요한 요소 중 하나이니, 꼭 다양한 버전들을 시도해보기를 바란다.

맛으로 따지면 루비 버전은 은은하게 달면서 참 맛있다. 비트에 들어 있는 약간의 당분 덕분이다. 이 버전은 감미료를 쓰지 않아도 충분히 맛있게 먹을 수 있다는 장점이 있다. 이제 막 스무디에 입문하는 사람이라면 연두, 핑크, 루비 중 가장 끌리는 버전으로 선택하면 된다.

루비 스무디 (약 2ℓ)

배추	약 500g (찌기, 4~5분)
청경채	300g (찌기, 2분)
애호박	1개 (찌기, 4~5분)
비트	400g (찌기, 10분)
레몬즙	120㎖
물	500㎖

채소와 친한 아이로
자라나는 비결

　라이블리 스무디는 아이들의 디톡스 시스템 전반을 돕기도 하지만, 아이들의 입맛을 잡는 데도 정말 중요한 역할을 한다. 어른들 사이에서도 이른바 '초딩 입맛'을 가진 분들을 보면 달고 짠 음식들을 주로 먹고, 채소는 거들떠보지도 않는다. 이들 중에는 채소의 쓴맛을 남들보다 아주 강하게 느끼는 '초미각자'인 경우도 가끔 있지만, 대부분 단맛이 나는 음식을 자주 먹다 보니, 단맛을 느끼는 역치가 매우 높아진 사람들이다. 이분들은 단맛에는 굉장히 둔감한 반면, 쓴맛에는 노출될 일이 잘 없어서 채소의 쓴맛에 굉장히 예민하다. 그러니 채소를 먹게 되면 쓴맛만 강하게 느끼며 오만상을 찌푸리게 된다. 입맛이야말로 습관이 만들어내는 결과물이다.

네 살 예린이도 이런 아이였다. 예린이 엄마는 예린이를 이렇게 소개했다. "지구에서 가장 채소 안 먹는 아이 중 한 명"이라고. 초록색을 띈 음식이면 무조건 안 먹고, 밥에 채소를 작게 잘라 넣으면 기가 막히게 알고 뱉어내는, 정말 식감에 예민한 아이가 바로 예린이었다. 그러나 아이에게 건강한 식습관을 만들어주고 싶었던 예린이 엄마는 라이블리 스무디를 먹여보기로 결심했다. 과연 이게 가능한 일인 걸까.

예린이를 너무나 잘 파악한 예린이 엄마는 처음 2주간은 예린이에게 먹어보라는 말 한마디 없이 엄마와 아빠가 스무디를 맛있게 먹는 모습만 보여줬다. 뭘 먹냐고 물으면 채소 스무디라고 대답했다. 2주가 지난 시점에는 스무디를 혓바닥에 한 번 대보는 '스무디 뽀뽀'를 시도하고 선물로 초콜릿을 줬는데, 이때 스무디는 십자화과 채소의 매운 맛이 나지 않도록 충분히 익히고, 스테비아를 넉넉히 넣어 달달한 맛으로 만들었다. 이렇게 1주일을 보내며 아이가 채소 스무디의 맛에 대한 경계를 조금씩 낮춰가도록 했다. 그 이후에는 아이가 좋아하는 블루베리, 딸기, 망고 같은 촉촉하고 달큰한 맛의 과일을 잘라서 스무디 한 스푼마다 과일 한 개씩 올려 먹이기 시작했다. 처음에는 과일을 크게 썰어 올렸다가 점점 과일 크기를 줄여나갔다. 이때 절대 서두르지 않고, 두

달 정도 적응할 시간을 예상하고 정말 조금씩 변화를 주기 시작했다. 그리고 마침내 마지막 단계에서 스무디만 먹이기를 시도했다.

예린이는 과연 스무디를 먹게 되었을까? 장장 4개월의 시도 끝에 예린이는 좋아하는 과일이 있으면 스무디를 함께 먹을 수 있는 아이가 되었다.

정말 놀랍지 않은가. 이 이야기는 내 머릿속에서 잊혀지질 않았다. 채소를 이렇게까지 안 먹으면 안 될 텐데 하는 걱정, 그러면서도 아이의 속도를 기다려주는 인내, 아이의 곁에서 꾸준히 지속된 엄마, 아빠의 시도와 아이에 대한 사랑이 아이와 채소 사이에 있던 크고 단단한 벽을 무너뜨린 것이다. 이렇게 바뀐 입맛이 아이에게 얼마나 큰 영향을 가져다줄지는 너무나도 명백하다. 장내세균총을 다양하게 만들고, 장이 더 움직이도록 도와줄 것이며, 몸 곳곳의 매연을 청소해줄 것이다.

어릴 때부터 스무디를 먹였던 아이들의 엄마들이 입을 모아 전하는 이야기가 있다. 아이들이 감기에도 잘 안 걸리고, 걸려도 금방 낫는다는 것이다. 몸의 매연을 없애는 일은 아이들에게 면역력 개선이라는 놀라운 결과를 가져다준다.

이외에도 스무디를 주면 촉감 놀이만 하며 거부했던 아이들도, 엄마가 직접 만들어 맛있게 먹는 모습을 보면서 한 모금씩 먹게 되고, 이 맛에 적응한 아이들이 엄마가 먹고 있는 스무디까지도 더 달라며 맛있게 먹는 놀라운 변화들을 수없이 목격했다. 이 아이들은 채소를 안 먹는 아이들과 입맛부터 달라졌다. 이렇게 자리 잡은 식습관은 아이의 건강한 몸과 마음을 형성하는 데 얼마나 큰 힘이 되어줄까. 그래서 나는 어렸을 적부터 스무디를 먹고 자라는 아이들을 보면, '엄마에게 정말 감사해야 한다'라는 말이 저절로 나온다.

혹시 아이가 있다면 오늘이 내 아이의 가장 어린 시기이니, 꼭 시도해보기를 추천한다. 어린아이부터 청소년기에 이르기까지, 아이들이 제대로 성장하기 위해서는 올바른 식습관이 필수적이다. 만약 아주 어린아이가 있다면 이유식을 시작한 후 각 음식에 대한 알레르기 테스트가 끝나고 다양한 음식을 함께 먹일 수 있는 시점부터 먹이면 정말 좋다. 그때 시작하면 조금 더 수월하게 시작할 수 있을 것이다.

본인이 '초딩 입맛'이거나 남편 입맛이 그렇다면, 처음에는 베이비 버전처럼 단맛이 많이 나는 스무디부터 시작하기를 추천한다. 천천히 적응할 수 있도록 과일 양을 조금 더 늘려도 좋다. 중요한 것은 꾸준함이다. 채소의 맛과 친해지기 시작하면, 단맛이 점점 덜 필요하게 될 것이다.

아이들에게 스무디를 얼마나 먹이면 좋을까요?

아이들과 스무디 마시기를 함께 시작하려고 하는 분들은 아이에게 얼마나 먹이면 되는지, 그 양에 관한 질문을 많이 한다. 아주 어린아이라면 이유식 먹을 때 반찬 혹은 함께 마시는 주스나 우유 정도의 양(약 120~150㎖)으로 주면 된다. 잘 먹는 아이들은 이보다 더 많이 마시기도 하는데, 이 양이 적절한지는 아이의 대변 양상으로 확인하면 된다. 장에서 소화시킬 수 있는 양보다 채소 섭취량이 많으면 설사를 하거나 배에 가스가 차서 아이가 힘들어하는 모습을 보일 수 있다. 그렇지 않다면 양에 대해 아주 큰 걱정을 할 필요는 없다. 아이들은 배부르면 더 이상 먹지 않는 피드백이 어른들보다 훨씬 분명해서, 자연 음식일 경우 과식하는 경우가 많지 않기 때문이다.

라이블리 스무디 레시피
베이비 버전

라이블리 스무디 베이비 버전은 아직 감미료를 먹기에는 너무 어린아이들 또는 '채소 스무디'라는 단어를 떠올리기만 해도 인상부터 찌푸려지는 '초딩 입맛'을 가진 분들을 위한 버전이다. 평소에 과당, 설탕 섭취가 많지 않아 감미료 대신 과일을 넣고 싶으신 분들도 베이비 버전을 활용하면 좋다.

각 버전마다 다른 재료들의 식감과 잘 어우러지고, 맛있는 과일들을 선택해 레시피로 만들어두었다. 좋아하는 다른 과일이 있다면 당연히 대체하여 사용해도 좋다. 처음에 채소 스무디 맛이 어렵게 느껴진다면 과일의 양을 조금 더 늘려도 좋으나, 익숙해진 다음에는 과일의 양을 조금씩 줄여나가길 바란다.

베이비 연두 버전에는 브로콜리보다는 더 상큼한 맛이 나는 청경채를 사용했다. 한번에 한 잔 250~300㎖ 기준으로 7회 분량이 나오도록 했고, 한 잔당 당류는 약 5.5g 정도 포함되어 있다. 이유식 후 알러지 테스트가 끝난 이후부터는 식사와 함께 먹어도 좋다.

베이비 연두 스무디 (약 2ℓ)

양배추	300g (1/4통, 찌기, 4~5분)
청경채	300g (찌기, 2분)
아보카도	3개 (약 360g)
레몬즙	120㎖
사과	80~120g
파인애플	80~120g
바나나	120g(1개)
물	750㎖

베이비 핑크 스무디 (약 2ℓ)

콜리플라워	300g (찌기, 2~3분)
적양배추	약 300g (찌기, 4~5분)
애호박	1개 (찌기, 4~5분)
토마토	300~500g
(생으로 넣기 또는 찌기)	
사과	120~160g
바나나	160g
물	500㎖

자주 묻는
질문들

Q 스무디를 마신 후, 속이 울렁거리고, 두드러기가 생겨요.

이럴 때는 먼저 이 증상이 반복적으로 일어나는지 확인해야 한다. 만약 반복적으로 일어난다면 스무디 재료 중 하나에 알레르기 반응이 있을 확률이 높다. 이때는 스무디 재료를 따로따로 먹어보면서 어떤 재료에 알레르기 반응이 있는지를 테스트해봐야 한다. 가장 흔하게 알레르기 반응을 일으키는 것은 아보카도나 토마토이다. 알레르기 반응이 있는 재료가 있다면 그 재료가 없는 버전으로 먹는 것이 좋다.

간혹 알레르기가 아닌데도 속이 불편하다거나 두드러기를 호소하는 분들이 있다. 스무디를 마시기 전 식단에서 채소 섭취가 거의 없었던 분들에게서 두드러진 증상인데, 갑작스런 채소 섭취로 장내 환경이 바뀌면서 생기는 증상이다. 이런 분들은 스무디를 마실 때, 소량에서 시작하여 장에게 적응할 시간을 주면서 천천히 양을 늘려나가는 것을 추천한다.

Q 임산부, 어린아이가 먹어도 되나요?

라이블리 스무디는 재료를 보면 알겠지만, 좋은 채소들의 조합일 뿐이다. 당연히 임산부나 어린아이가 섭취해도 무방하다. 이에 더해 스무디에 포함된 설포라판은 항산화, 항염증 작용을 하는데, 태반 형성 과정에서 '산화 스트레스(매연)'가 몸에 미치는 부정적인 영향을 줄일 수 있다고 추측되고 있다.[5] 연구 대상자의 수가 적긴 하지만, 열두 명의 전자간증*을 앓는 임산부에게서 브로콜리 추출물을 통한 설포라판 섭취가 혈압을 낮추었다는 결과가 보고되기도 했다.[6]

● 임신중독증이라 불리는 고혈압을 동반한 임신 합병증을 말한다.

스무디 재료를 자세히 살펴보면 거의 대부분 아기들의 이유식 재료이다. 각각의 재료에 대한 알레르기 테스트가 끝난 시기부터는 아이와 함께 마시면 좋다. 다만 알룰로스, 스테비아 등의 대체 감미료는 아주 어린아이들에게는 안전성이 명확하지 않아 베이비 버전처럼 과일을 넣어서 만드는 것을 추천한다.

Q 스무디는 언제 먹는 게 좋나요?

스무디는 본인의 선호에 맞추어 다양하게 활용할 수 있다. 아침을 먹는 사람이라면, 아침 식사로 정말 안성맞춤이다. 아침 식사 메뉴는 오늘 하루를 급격한 혈당 롤러코스터 속에서 보낼지 아니면 평온한 포만감 속에서 보낼지를 좌우하는 매우 중요한 선택이다. 아침 식사로 빵, 떡, 시리얼 같은 정제 탄수화물을 먹으면 혈당이 확 올라갔다 떨어지는 '혈당 스파이크'가 발생하면서, 먹은 지 얼마 지나지 않아 큰 공복감이 몰려온다. 이 공복감은 얼마 안 가서 또 음식을 찾게 하는 원인이 된다. 그래서 아침 식사는 혈당을 천천히 올려주면서 포만감이 지속되는 채소와 단백질의 조합을 권장한다. 아침 식사 메뉴를 선택할 때, 채소 대용으로 스무디를 마시고, 이와 함께 단백질을 함께 챙겨주면 훌륭한 아침 식단을 구성할 수 있다.

혈당 문제가 있는 사람이라면 식사 전에 스무디를 샐러드 대용으로 먹는 것도 매우 좋다. 혈당이 높아지면 각종 염증과 매연의 원인이 되기 때문에 급격히 혈당이 높아지는 '혈당 스파이크'는 되도록 피하는 것이 좋다. 같은 음식을 먹더라도 식전에 채소를 먹어주면 혈당 스파이크를 줄이는 데 도움이 된다. 이를 이용해서 식사 전에 스무디를 먹고 밥을 먹는 것도 좋은 방법이다.

만약 식욕 조절이 어려운 사람이라면? 나처럼 음식을 매우 좋아하거나 과거에 음식을 마구 먹었던 경험이 있는 사람들이 가장 어려워하는 것이 '배부를 때 숟가락 놓기'이다. 아무리 배가 불러도 디저트는 계속 들어가는 느낌을 아는 사람들은 알 것이다. 이런 분들에게는 밥을 충분히 먹고난 후 디저트로 스무디를 마시는 것을 추천한다. 달달하고 부피가 작은 디저트들과는 달리 묵직한 용량이기 때문에 밥을 먹은 후에 마시면 정말 배가 빵빵해져서 더 먹고 싶은 맘이 줄어든다. 그리고 스무디의 상큼한 뒷맛에 익숙해지면 디저트가 주는 '텁텁함'이 느껴지기 시작할 것이다. 이 느낌을 인지하고 나면 디저트들과 조금씩 멀어지고 있는 스스로를 만나게 될 것이다.

Q 재료를 갈아서 마시면 혈당이 올라가지 않나요?

혈당이 유의미하게 올라가려면 재료에 '당분'이 상당량 포함되어 있어야 한다. 라이블리 스무디는 비트가 들어 있는 루비 버전을 제외하면 당분 함량이 매우 낮은 채소들로 구성되어 있다. 스무디 재료들의 GI 지수°가 매우 낮은 것에서도 이를 확인할 수 있다. 게다가 스무디에는 다량의 식이섬유가 포함되어 있기 때문에 소량의 당분이 함께 들어가더라도 혈당이 급격하게 높아지는 것을 방지해줄 수 있다.

기저질환이 없는 건강한 분들뿐 아니라, 당뇨전단계, 당뇨를 겪고 있는 환자분들도 스무디를 마시고 혈당이 거의 높아지지 않는다는 것을 직접 측정하고 확인해서 그 결과를 나에게 전해주기도 했다. 물론 혈당 반응은 사람마다 다를 수 있기 때문에 모든 사람의 혈당이 올라가지 않는다고 말하기는 어렵지만, 큰 폭으로 올라가지는 않을 가능성이 높다. 다만 비트가 들어간 루비 스무디의 경우, 당 문제가 있는 분들은 혈당이 급작스럽게 오르지 않는지 확인해보고 섭취하길 바란다. 당뇨전단계나 당뇨 문제가 없는 나

●   음식을 섭취한 후 혈당이 상승하는 속도를 나타내는 수치다. 포도당 100g을 섭취했을 때 혈당 상승 정도(100)를 기준으로, 각 음식을 100g 섭취했을 때 혈당 상승 정도를 0~100의 값으로 산출한다.

루비 스무디 섭취 후 혈당 변화

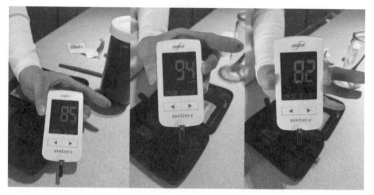

| 먹기 전(11:14) | 식후 30분(11:50) | 식후 1시간(12:20) |

의 경우, 루비 스무디를 마시고 30분, 1시간 후 혈당을 측정해보았을 때, 공복 혈당에 비해 10 이상 차이가 나지 않았다.

그리고 베이비 버전에서 과일을 갈아 마시는 게 혈당을 올리지는 않을지 걱정하는 사람도 있을 것이다. 나도 레시피를 만들며 이 부분이 궁금했다. 과연 당분이 있는 과일의 경우 갈아 마시면 그냥 생으로 먹는 것과 비교해 혈당 면에서 차이가 날까?

건강한 20명의 남녀를 대상으로 생과일whole fruit과 갈아 둔 과일blended fruit을 먹었을 때의 혈당 반응을 비교한 연구결과가 있다. 흥미롭게도 오히려 갈아 먹었을 때 생과일을 먹었을 때보다 혈당 증가폭이 더 낮은 것을 확인할 수 있었다. 연구자들은 씨가 함께 갈릴 경우, 씨의 섬유질이 과일의 혈당 증가를 막아서 이런 결과가 나온 게 아닐까 추측했다.[7] 과일을 갈아 먹는 것이 혈당 측면에서 해가 없다는 것을 확인할 수 있는 대목이다.

더욱이 라이블리 스무디의 경우, 섬유질 가득한 채소들과 과일을 함께 섭취하기 때문에 과일을 '갈아 먹음'으로 인해 혈당이 추가적으로 올라가는 문제에 대해서는 걱정하지 않아도 될 것으로 보인다.

실제로 전당뇨, 당뇨가 있는 분들이 식사에 활용하면서 당화혈색소* 수치도 정말 많이 줄어들고 공복 혈당도 정상으로 돌아왔다는 후기를 많이 전해준다.

이 책의 주제가 '디톡스'여서 더 깊이 다루지는 않겠지만 라이블리 스무디는 혈당 문제에도 정말 큰 도움이 되니 꼭 활용해보기를 바란다.

● 적혈구의 혈색소, '헤모글로빈'에 포도당이 결합한 형태를 당화혈색소(HbA1c)라고 한다. 지난 2~3개월간의 평균적인 혈당을 평가하는 지표이다.

Q 채소를 갈아 마시면 간에 무리가 가지는 않나요?

채소를 갈아서 마시면 간에 무리가 간다는 이야기가 정말 많이 떠도는 것 같다. 이것은 과거 일부 약초들에 포함된 알칼로이드를 비롯한 특정 성분들을 농축해서 섭취했을 때 간 수치가 증가했던 몇몇 분들의 케이스에서 비롯된 이야기로 여겨진다. 분명 일부 허브와 약초 성분들의 경우, 농축해서 다량 섭취하면 간독성이 있을 수 있다는 이야기는 맞다. 하지만 주의할 것은 이런 '간독성'은 특정 허브나 약초에 해당하는 이야기라는 것이다. 스무디는 채소를 농축해서 먹는 것도 아니고, 십자화과 채소의 경우 오히려 간수치를 개선시켰다는 연구결과들이 있다.[8]

앞에서도 살펴보았지만, 정말 많은 분들이 간 수치가 개선되었다는 후기를 전해준다. 이른바 '카더라' 정보에 겁먹지 말고, 조금 더 구체적으로, 정확하게 아는 것이 중요하다는 것! 꼭 기억하길 바란다.

Q 갑상선이 안 좋은데, 스무디를 먹어도 되나요?

십자화과 채소는 정말 좋은 채소이지만, 특별히 먹지 말라는 권고를 받는 분들이 있다. 바로 '갑상선기능저하'가 있는 분들이다. 갑상선기능저하가 있는 분들께 십자화과 채소를 권하지 않는 이유는 바로 '고이트로젠'이라는 성분 때문이다. 고이트로젠은 갑상선 기능을 방해할 수 있는 물질을 통칭하는 말로, 다양한 채소들에 포함되어 있는데, 그중 하나가 십자화과 채소이다.

갑상선 호르몬은 우리 몸의 대사를 조절하는 데 핵심적인 역할을 하는 호르몬으로 우리 목 중앙에 위치한 갑상선에서 만들어진다. 이 갑상선 호르몬의 가장 중요한 재료 중 하나가 '요오드'인데, 요오드는 김, 미역, 천일염 같은 바다에서 나는 식재료들에 풍부한 성분이다. 갑상선의 세포들은 음식에서 섭취한 요오드를 세포 안으로 가지고 들어와 갑상선 호르몬을 만드는데, 십자화과 채소의 고이트로젠은 이 세포들이 요오드를 활용하는 과정 혹은 갑상선 호르몬을 만드는 과정을 방해할 수 있다고 알려져 있다. 이런 이유로 갑상선 기능이 떨어진 사람들에게는 갑상선 기능을 방해할 수 있는 십자화과 채소를 피할 것을 권고한다.

그렇다면 갑상선기능저하가 있는 사람들은 아예 십자화과 채소를 먹으면 안 되는 것일까? 결론부터 말하자면 '그렇지 않다'이다. 대신, 먹는 방법과 먹는 양에서 조금만 더 주의를 기울여주면 좋다. 십자화과 채소 내 고이트로젠의 영향은 1928년에 발표된 토끼 연구로부터 비롯되었다. 이후 여러 차례 사람을 대상으로 십자화과 채소 내의 고이트로젠이 갑상선 기능에 미치는 영향에 대해 연구된 적이 있었지만, 사람의 갑상선 기능에는 영향이 없다는 사실이 보고된 바 있다.[9]

2024년에는 십자화과 채소가 갑상선 기능에 미치는 영향을 총체적으로 분석한 리뷰 논문이 나오기도 했는데, 결론은 유사했다. 십자화과 채소 섭취는 건강인의 갑상선 기능에는 거의 영향이 없으며, 오히려 갑상선암 발생에 대한 보호 효과가 보고되기도 했다. 일부 갑상선기능저하 환자들에게서 갑상선 기능에 부정적인 영향을 주었다는 논문들의 경우, 대조군이 없거나 결과를 신뢰하기에는 연구 설계에 미흡한 점이 많았다.[10]

하지만 십자화과 채소 섭취에서 한 가지 주의해야 할 점이 있다. 바로 '요오드' 섭취가 부족하지 않아야 한다는 것이다. 최근 갑상선암과 십자화과 채소의 연관성을 살펴본 연구가 있었는데, 일반적인 인구에서는 연관성이 없었으나, 요오드 섭취가 부족한 군에서는 십자화과 채소의 섭취와 갑상선암 위험과의 연관성이 보고되었다.[11]

'십자화과 채소'와 '갑상선 기능'의 연관성을 살펴본 가장 최신 리뷰 논문들의 결론은 다음과 같았다. 요오드 섭취가 충분하다면, 십자화과 채소의 섭취는 갑상선 기능에 대해 안전하다. 단, 익히지 않고, 대량으로 먹는 것은 갑상선에 부정적인 영향을 미칠 위험을 높일 수 있다.

라이블리 스무디에서 십자화과 채소를 '쪄서' 준비하는 이유도 혹시 모를 부정적인 효과를 최소화시키기 위해서다. 십자화과 채소를 찌는 과정은 고이트로젠의 영향을 최소화시켜준다. 그러니 갑상선기능저하가 있다고 '십자화과 채소는 먹으면 안 돼!'라고 하기보다는 두 가지를 유념해서 먹어보기를 추천한다. ① 요오드 섭취를 위한 적절한 해조류, 김 섭취, ② 하루에 스무디 두 잔 이하 섭취(라이블리 스무디는 한 잔에 100g 이하의 십자화과 채소가 포함된다. 일반인의 경우 양에 크게 구애받지 않고 먹어도 되나, 갑상선기능저하가 있다면 너무 과량으로는 먹지 않는 것이 안전해보인다)다. 십자화과 채소는 갑상선기능저하가 있다는 이유만으로 과거의 일부 연구들에 발목 잡혀 섭취를 피하기에는 너무나도 귀한 식재료이다.

Q 신장이 안 좋은데, 스무디를 먹어도 되나요?

신장이 안 좋은 경우라면 조금 더 자세한 이해가 필요할 것 같아 설명을 덧붙이려고 한다. 신장이 안 좋은 분들에게서 제한해야 하는 영양소 중 하나가 '포타슘(칼륨)'이다. 신장의 기능이 떨어지면 포타슘을 배출하는 게 어려워져 고칼륨혈증으로 인한 여러 가지 문제가 생길 수 있기 때문이다. 포타슘이 많이 포함된 대표적인 음식이 바로 '채소'이다. 이로 인해 신장질환이 있는 환자들은 채소 섭취를 많이 하면 안 된다는 교육을 받는다.

보통 신장 기능이 정상인의 반 이하로 떨어진(eGFR〈45) 사람의 경우 하루 3000mg 이하의 포타슘 섭취가 권장된다. 신장 기능이 매우 떨어진 혈액 투석 환자의 경우 2000mg 이하로 제한하기도 하지만 일반적으로 '저포타슘식이'라고 하면 보통 포타슘을 하루에 2000~3000mg 정도 섭취하는 것을 말한다.

이렇게 말하면 어느 정도의 섭취량인지 감이 오지 않을 것이다. 이걸 금방 이해하게 만드는 지표가 하나 있다. 대한민국 성인들의 평균 포타슘 섭취량이다. 대한민국 성인들은 평균적으로 하루에 얼마만큼의 포타슘을 섭취하고 있을까? 놀랍게도 바로 2600mg이다(2021년 기준).[12]

평소 우리나라 성인의 포타슘 섭취량은 신장 기능이 떨어져 포타슘을 제한해야 하는 환자 정도의 수준이라는 것이다. 이는 채소 섭취량이 정말 적다는 반증이기도 하다. 사실 이 수치 자체도 상당히 충격적이지만, 여기서 꼭 짚고 넘어가고 싶었던 부분은 '포타슘 제한'이 생각보다 아주 심각한 수준의 제한은 아니라는 점이다. 일반인이 먹는 만큼 먹어도 보통 2000~3000mg 정도의 포타슘을 먹게 되니 말이다.

하지만 조금 더 명확하게 생각해보기 위해 연두 버전 스무디에 포함된 포타슘 양을 계산해보았다.

연두 버전 스무디의 포타슘 함량			
재료명	재료함량	재료 100g당 포타슘량	포타슘 총량
브로콜리	200g	316mg/100g	632mg
양배추	400g	170mg/100g	680mg
아보카도	360g	750mg/100g	2700mg
		총 포타슘 함량(7잔)	4012mg
		한 잔 포타슘 함량	573mg

이 계산에 따르면 포타슘 함량은 한 잔에 약 $600mg$ 정도다. 한국인의 평균에 따라 먹고 싶은 것을 다 먹고 스무디를 한 잔 더 마신다고 해도 약 $2600mg + 600mg = 3200mg$ 정도의 포타슘을 섭취하는 셈이다. 신장이 나쁜 사람의 포타슘 제한량 $3000mg$과 큰 차이가 나지 않는다.

신장이 좋지 않아서 포타슘 제한이 매우 중요한 사람이 스무디를 마시면, 하루에 먹을 수 있는 포타슘을 양을 조금 더 철저하게 관리해야 하는 어려움이 있을 수는 있다. 하지만 식단 관리가 가능한 사람이라면 다른 음식에서 포타슘을 조금 더 줄이더라도, 스무디를 권하고 싶다. 신장이 좋지 않다는 것은 우리 몸의 디톡스 시스템 중 한 부분이 큰 타격을 받고 있다는 의미이기도 해서, 스무디의 좋은 작용들이 신장뿐 아니라, 몸 곳곳에 도움이 될 수 있기 때문이다.

여기서 당부드릴 것은 신장 질환이 있는 사람이라면 스무디를 식단에 추가하고 나서 꼭 피검사를 통해 혈중 포타슘 레벨이 높아지지 않는지를 확인해보는 것이 좋다. 만약 포타슘 레벨이 높아지거나 몸이 붓는 등의 증상이 있는 사람들은 소량만 섭취하거나, 스무디 대신 식사의 일부로 십자화과 채소를 조금씩 챙겨주는 게 더 안전한 방법이 될 수 있다.

신장과 같은 디톡스 시스템의 일부가 고장 나면 이렇게 우리 몸에 정말 필요한 음식들마저 먹을 수 없는 어려운 문제들이 생긴다. 부디 우리의 디톡스 시스템이 고장 나기 전에 미리미리 챙기길 바란다.

Q 스무디를 먹으면 소변을 자주 보는데, 이유가 있나요?

스무디를 먹기 시작한 이후로 소변을 자주 본다는 분들이 많다. 앞서 확인한 것과 같이 한국인 대부분은 포타슘 섭취가 매우 부족한 상태다. 여기에 스무디를 통해 포타슘 섭취가 늘어나면 우리 몸에는 어떤 변화가 생길까? 앞서 언급한 다양한 디톡스 시스템의 변화도 있겠지만, 또 한 가지는 '나트륨 배출의 증가'이다. 짜게 먹으면 나트륨 때문에 몸이 붓거나 고혈압이 생긴다는 이야기를 들어보았을 것이다. 이런 나트륨을 원활하게 배출시키는 것이 바로 '포타슘'이다.

포타슘 섭취가 늘어나면, 소변으로 더 많은 나트륨을 배출할 수 있게 된다.[13] 이 과정에서 소변의 양 또한 증가할 수 있다. 하지만 스무디를 꾸준히 먹다 보면, 현재의 포타슘 섭취량, 나트륨 배출량에 신장이 적응하면서 소변을 자주 보는 증상도 서서히 줄어들게 될 것이다.

이런 작용 덕분에 스무디를 마신 분들이 자주 하는 이야기가 "붓기가 빠졌어요"이다. 혈압이 높은 분들에게도 정말 큰 도움이 될 수 있으니 꼭 기억해두길 바란다.

그리고 한 가지 팁을 더한다면, 외식 때문에 짠 음식을 먹고 온 다음 날, 몸의 붓기를 방지하고 싶다면, 외식을 하기 전에 미리 스무디를 마시고 나갈 것을 추천한다. 스무디 속 포타슘이 외부 음식에 가득 든 나트륨을 배출해 몸의 붓기를 완화시켜줄 것이다.

Q 특정 질환에 좋은 스무디를 하나만 추천해주실 수 있나요?

정말 매일같이 받는 질문 중 하나다. 나의 대답은 언제나 동일하다. 다양한 버전을 돌아가며 마시는 것이 가장 좋다. 특정 레시피가 특정 질환에 도움이 되는 것이 아니다. 십자화과 채소를 매일 먹는 것이 핵심이며, 이 과정에서 '다양성'이 중요하다는 것은 아무리 강조해도 지나치지 않다. 장내세균의 건강 상태를 판단할 때 가장 중요한 요인 중 하나가 '다양성'이다. 게다가 각각의 채소에는 우리 몸에 이로운 저마다의 파이토케미컬이 있기 때문에 다양하게 먹을수록 여러 가지 이점을 누릴 수 있다. 내가 다양하게 먹는 만큼 나의 장내세균총도 다양해진다는 사실을 꼭 기억하길 바란다.

지식에서 지혜로
– 해독 혁명의 완성

이 책의 마지막 장까지 함께한 분들에게 진심으로 감사의 말을 전한다. 이 책을 마지막까지 다 읽고 여러분의 마음에 어떤 생각이 남았을지 정말 궁금하다.

모든 내용을 마무리하고도 쉬이 글을 끝맺지 못한 이유는 마지막으로 전하고 싶은 이야기가 있기 때문이다. 내가 직접 마주하지는 못하지만 여러분에게 이 이야기를 꼭 전하고 싶다.

세상에는 정말 다양한 사람이 있다. 내가 만나는 환자들만 해도 각자 너무나도 다양한 삶의 가치와 우선순위를 가지고 산다. 어떤 분은 '건강'이 세상에서 제일 중요해서, 정말 어떻게 저렇게 할 수 있을까 싶을 정도로 철저하게 건강한 음식들을 먹으며 살고, 또 어떤 분은 당뇨가 있는데도 주 5회 술을 마시는 게 자신의 인생과 일에서 너무 중요한 일이라고 말한다.

이 책에 대한 반응도 다양할 것이다. '하지 말라는 게 너무 많다'고 피로감을 느끼는 분들도 있을 것이고, 내가 소개한 방법들로 삶의 변화를 체감하는 분들도 있을 것이다.

여러분이 이 책에 나오는 모든 방법을 실천하기를 바라는 것은 아니다. 다만 각각의 내용들이 '지식'에 머물지 않고, 필요한 순간 삶에 바로 적용할 수 있는 '지혜'가 되었으면 한다.

나의 이런 의도를 이해한 분들은 내가 알려준 방법들을 실천한 다음 이렇게 말한다.

"최근에 빵을 자주 먹었더니, 피부 트러블이 심해져요. 이번 1주일은 스무디를 꼭 챙기며 한식 위주로 먹으려고요."

"요즘 술 약속이 너무 많았어요. 그래서 간에 부담을 주는 설탕, 과당은 최대한 줄이고 있어요. 틈틈이 단백질도 열심히 챙겨먹고 있고요!"

갖가지 상황 속에서, 내 몸에 일어나는 변화의 '이유'를 스스로 생각해보고, '나아갈 방향'을 스스로 판단할 수 있는 능력, 나는 이 것을 '지혜'라고 생각한다.

이런 마음을 담아 쓴 이 책은 결코 여러분의 삶을 제한하기 위한 것이 아니다. 삶에 필요한 적절한 바운더리와 올바른 방향 속에서 더 자유롭게 살 수 있기를 염원하며 쓴 것이다. 무엇이 문제인지 알지도 못한 채 세월의 흐름 속에 다가오는 '질병과 노화'를 운명으로 받아들이는 대신, 건강의 주도권을 잃지 않는 것. 이것이 진정한 '자유'가 아닐까 생각한다.

또한 건강한 삶이란 '모 아니면 도'라는 흑백 논리로 정답을 찾는 것이 아니라, '조금 더 나은 선택'을 하는 과정임을 인지하길 꼭 부탁드린다. "이건 먹으면 안 되나요?", "이건 이래서 나쁘다는데, 하면 안 되는 거 아닌가요?"라는 질문을 하는 분들이 정말 많다. 밀가루, 유제품, 설탕, 튀김, 가공식품이 몸에 안 좋다고 해서 평생 이걸 안 먹고 살 수 있을까? 불가능할 것이다. 점심 식사 메뉴를 고를 때 수육과 돈가스 중에 수육을 고르는 것 정도부터 시작하면 된다. 그리고 앞에서 가능하면 육류는 목초육을 선택하라고 했다. 하지만 그럴 수 있는 환경이 아니라면, 돼지고기를 살 때 독소가 포함되었을 가능성이 높은 지방을 적게 섭취하도록 삼겹살보다 목살을 선택하는 것으로 충분하다.

완벽하지 않아도 괜찮다. 이 책에 나온 디톡스 시스템을 이해하는 것만으로도 이미 '인지'라는 거대한 변화가 일어났다. 여기에 내일부터 실천해볼 작은 습관 하나 적어두는 것으로 '해독 혁명'을 시작할 수 있다면 정말 좋겠다. 이 작은 실천 하나가 이 책의 '지식'이 삶에 스며들어 '지혜'가 되는 시발점이 되어줄 것이다.

나의 마지막 이야기가 여러분이 조금 더 가벼운 마음으로 건강한 삶을 위한 여정을 시작하는데 도움이 되기를 바란다. 살다가 몸이 아프거나, 생활습관이 무너지거나, 마음이 흔들릴 때, 언제든 열어볼 수 있는 가이드북으로 이 책이 활용될 수 있다면 더 바랄 것이 없겠다.

　마지막으로, 이 책을 쓰는 모든 과정 하나하나에 아낌없는 도움과 지지를 주었던 나의 남편에게 감사의 인사를 전한다. 또한, 이 책을 읽고 삶을 변화시키는 여정에 함께할 모든 분들에게도 깊이 감사드린다. 여러분의 건강하고 행복한 삶을 진심으로 응원한다.

주

1장 지금, 해독 혁명이 필요한 이유

1   Kara N. Fitzgerald, Tish Campbell, Suzanne Makarem & Romilly Hodges, "Potential reversal of biological age in women following an 8-week methylation-supportive diet and lifestyle program: a case series", *Aging*, 15(6), 31 Mar 2023, 1833-1839: www.ncbi.nlm.nih.gov/pmc/articles/PMC10085584

2   Hamed Samavat & Mindy S. Kurzer, "Estrogen Metabolism and Breast Cancer", *Cancer Lett*, 356(200), 28 Jan 2015, 231-243: www.ncbi.nlm.nih.gov/pmc/articles/PMC4505810

3   Ana Babic, Daniel W. Cramer, Linda J. Titus, Shelley S. Tworoger & Kathryn L. Terry, "Menstrual pain and epithelial ovarian cancer risk", *Cancer Causes Control*, 25(12), Dec 2014, 1725 – 1731: www.ncbi.nlm.nih.gov/pmc/articles/PMC4500123

4   Setor K. Kunutsor, Tanefa A. Apekey, Dorothy Seddoh & John Walley, "Liver enzymes and risk of all-cause mortality in general populations: a systematic review and meta-analysis", *International Journal of Epidemiology*, Volume 43, Issue 1, February 2014, 187 – 201: academic.oup.com/ije/article/43/1/187/731274

5   자폐 스펙트럼 장애에 관한 데이터 및 통계 자료(Data & Statistics on Autism Spectrum Disorder): www.cdc.gov/ncbddd/autism/data.html

6   Latifa S. Abdelli, Aseela Samsam & Saleh A. Naser, "Propionic Acid Induces Gliosis

and Neuro-inflammation through Modulation of PTEN/AKT Pathway in Autism Spectrum Disorder", *Scientific Reports*, 19 June 2019: pubmed.ncbi.nlm.nih. gov/31217543

2장 당신이 아픈 건 몸속 독소 때문이다

1   J. Olds & P. Milner, "Positive reinforcement produced by electrical stimulation of septal area and other regions of rat brain", *Journal of Comparative and Physiological Psychology*, 47(6), 1954, 419 – 427: psycnet.apa.org/doiLanding?doi=10.1037%2 Fh0058775

2   Čano Dedić, Lejla & Pašalić, Arzija & Šegalo, Sabina & Serdarevic, Nafija & Vefić, Amna, *EFFECTS OF PROTEIN SUPPLEMENTS ON LIVER ENZYMES LEVELS IN ATHLETES*, 55, 2022, 743-748.

3   Pronob K. Dalal & Manu Agarwal, "Postmenopausal syndrome", *Indian Journal of Psychiatry*, 57(2), July 2015, S222-S232: www.ncbi.nlm.nih.gov/pmc/articles/ PMC4539866

4   Åsa Johansson, Daniel Schmitz, Julia Höglund, Fatemeh Hadizadeh, Torgny Karlsson & Weronica E. Ek, "Investigating the Effect of Estradiol Levels on the Risk of Breast, Endometrial, and Ovarian Cancer", *Journal of the Endocrine Society*, 6(8), August 2022, bvac100: www.ncbi.nlm.nih.gov/pmc/articles/PMC9265484

5   Xiaojiao Liu & Kezhen Lv, "Cruciferous vegetables intake is inversely associated with risk of breast cancer: a meta-analysis", *The Breast*, 22(3), Jun 2013, 309-313: pubmed.ncbi.nlm.nih.gov/22877795

6   Rose D. P., Goldman M., Connolly J. M. & Strong L. E., "High-fiber diet reduces serum estrogen concentrations in premenopausal women", *The American Journal*

of Clinical Nutrition, 54(3), September 1991, 520-525: www.sciencedirect.com/science/article/abs/pii/S0002916523318525

7   Ayse G. Zengul, Wendy Demark-Wahnefried, Stephen Barnes, Casey D. Morrow, Brenda Bertrand, Taylor F. Berryhill & Andrew D. Frugég, "Associations between Dietary Fiber, the Fecal Microbiota and Estrogen Metabolism in Postmenopausal Women with Breast Cancer", *Nutrition and Cancer*, 73(7), 2021, 1108-1117: www.ncbi.nlm.nih.gov/pmc/articles/PMC7875566

8   Tao Ke, Alexey A. Tinkov, Antoly V. Skalny, Aaron B. Bowman, Joao B. T. Rocha, Abel Santamaria, & Michael Aschner, "Developmental exposure to methylmercury and ADHD, a literature review of epigenetic studies", *Environmental Epigenetics*, 7(1), 2021, dvab014: academic.oup.com/eep/article/7/1/dvab014/6433213

9   Kouichi Yoshimasu, Chikako Kiyohara, Shigeki Takemura & Kunihiko Nakai, "A meta-analysis of the evidence on the impact of prenatal and early infancy exposures to mercury on autism and attention deficit/hyperactivity disorder in the childhood", *Neurotoxicology*, 44, Sep 2014, 121-131: pubmed.ncbi.nlm.nih.gov/24952233

10 Henry A. Spiller, "Rethinking mercury: the role of selenium in the pathophysiology of mercury toxicity", *Clinical Toxicology*, 56(5), May 2018, 313-326: pubmed.ncbi.nlm.nih.gov/29124976

11 식품의약품안전처, 〈비소 위해평가보고서〉, 2016.

12 Bin Wang, Jing Liu, Bin Liu, Xiaoyan Liu & Xiaodan Yu, "Prenatal exposure to arsenic and neurobehavioral development of newborns in China", *Environment International*, 121(1), December 2018, 421-427: www.sciencedirect.com/science/article/pii/S0160412018314648

13 L. Wang & J. Huang, *Chronic Arsenic in Some Drinking Water from Areas of*

Xinjiang, China, 1994.

14   Nilakshi Vaidya, Bharath Holla, Jon Heron, Eesha Sharma, Yuning Zhang, Gwen
     Fernandes... & Gunter Schumann, "Neurocognitive Analysis of Low-level Arsenic
     Exposure and Executive Function Mediated by Brain Anomalies Among Children,
     Adolescents, and Young Adults in India", *JAMA Network Open*, May 12, 2023:
     jamanetwork.com/journals/jamanetworkopen/fullarticle/2804857

15   Ataur Rahman, Abdul Hannan, Jamal Uddin, Saidur Rahman, Mamunur Rashid
     & Kim Bonglee, "Exposure to Environmental Arsenic and Emerging Risk of
     Alzheimer's Disease: Perspective Mechanisms, Management Strategy, and Future
     Directions", *Toxics*, 9(8), Aug 2021, 188: www.ncbi.nlm.nih.gov/pmc/articles/
     PMC8402411

16   Felor Zargari, Shiblur Rahaman, Robab Kazempour & Mahbobeh Hajirostamlou,
     "Arsenic, Oxidative Stress and Reproductive System", *Journal of Xenobiot*, 12(3),
     2022, 214-222: www.ncbi.nlm.nih.gov/pmc/articles/PMC9326564

17   Choi Sungchul, Kwon Junhyun, Kwon Pyohyeok, Lee Changyoon & Jang Sung-In,
     "Association between Blood Heavy Metal Levels and Predicted 10-Year Risk for
     A First Atherosclerosis Cardiovascular Disease in the General Korean Population",
     International Journal of Environmental Research and Public Health, 17(6), 23 Mar
     2020, 2134: pubmed.ncbi.nlm.nih.gov/32210108

18   Kang Sinyoung, Park MiJung, Kim JungMin, Yuk Jin-Sung & Kim Shin-Hye,
     "Ongoing increasing trends in central precocious puberty incidence among Korean
     boys and girls from 2008 to 2020", *PLOS ONE*, 18(3), 22 Mar 2023: pubmed.ncbi.
     nlm.nih.gov/36947549

19   Kim Juhee, Jung Minhyung, Hong Sehwa, Moon Nalae and Kang Daeryong,
     "Age-Adjusted Prevalence and Characteristics of Women with Polycystic Ovarian

Syndrome in Korea: A Nationwide Population-Based Study(2010-2019)", *Yonsei Medical Journal*, 63(8), Aug 2022, 794-798: www.ncbi.nlm.nih.gov/pmc/articles/PMC9344272

20 Evanthia Diamanti-Kandarakis, Jean-Pierre Bourguignon, Linda C. Giudice, Russ Hauser, Gail S. Prins, Ana M. Soto... & Andrea C. Gore, "Endocrine-Disrupting Chemicals: An Endocrine Society Scientific Statement", *Endocrine Reviews*, 30(4), Jun 2009, 293-342: www.ncbi.nlm.nih.gov/pmc/articles/PMC2726844

21 Yufei Wang & Haifeng Qian, "Phthalates and Their Impacts on Human Health", *Healthcare*, 9(5), 2021, 603: www.ncbi.nlm.nih.gov/pmc/articles/PMC8157593

22 Linda G. Kahn, Claire Philippat, Shoji F. Nakayama, Rémy Slama & Leonardo Trasande, "Endocrine-disrupting chemicals: implications for human health", *Lancet Diabetes Endocrinol*, 8(8), Aug 2020, 703-718: www.ncbi.nlm.nih.gov/pmc/articles/PMC7437820

23 Dennis D. Weisenburger, "A Review and Update with Perspective of Evidence that the Herbicide Glyphosate (Roundup) is a Cause of Non-Hodgkin Lymphoma, Clinical Lymphoma", *Myeloma and Leukemia Home*, 21(9), 23 April 2021, 621-630: www.clinical-lymphoma-myeloma-leukemia.com/article/S2152-2650(21)00151-8/fulltext

24 Channa Jayasumana, Sarath Gunatilake & Priyantha Senanayake, "Glyphosate, Hard Water and Nephrotoxic Metals: Are They the Culprits Behind the Epidemic of Chronic Kidney Disease of Unknown Etiology in Sri Lanka?", *International Journal of Environmental Research and Public Health*, 11(2), Feb, 2014, 2125-2147: www.ncbi.nlm.nih.gov/pmc/articles/PMC3945589

25 Carmen Costas-Ferreira, Rafael Durán & Lilian R. F. Faro, "Toxic Effects of

Glyphosate on the Nervous System: A Systematic Review", *International Journal of Molecular Sciences*, 23(9), May 2022, 4605: www.ncbi.nlm.nih.gov/pmc/articles/PMC9101768

26 Ondine S. von Ehrenstein, Chenxiao Ling, Xin Cui, Myles Cockburn, Andrew S. Park, Fei Yu... & Beate Ritz, "Prenatal and infant exposure to ambient pesticides and autism spectrum disorder in children: population based case-control study", *thebmj*, 20 March 2019, 364: pubmed.ncbi.nlm.nih.gov/30894343

27 Mariana Pires & Ana Cristina Rego, "Apoe4 and Alzheimer's Disease Pathogenesis—Mitochondrial Deregulation and Targeted Therapeutic Strategies", *International Journal of Molecular Sciences*, 24(1), 2023, 77: www.mdpi.com/1422-0067/24/1/778#B17-ijms-24-00778

28 Permal Deo, Varinderpal S. Dhillon, Ann Chua, Philip Thomas & Michael Fenech, "APOE ε4 Carriers Have a Greater Propensity to Glycation and sRAGE Which Is Further Influenced by RAGE G82S Polymorphism", *The Journals of Gerontology*, 75(10), 25 Sep 2020, 1899-1905: pubmed.ncbi.nlm.nih.gov/31677348

29 Y. M. Li & D. W. Dickson, "Enhanced binding of advanced glycation endproducts (AGE) by the ApoE4 isoform links the mechanism of plaque deposition in Alzheimer's disease", *Neuroscience Letters*, 226(3), 2 May 1997, 155-158: pubmed.ncbi.nlm.nih.gov/9175590

30 Yu-Ying Sun, Zhun Wang & Han-Chang Huang, "Roles of ApoE4 on the Pathogenesis in Alzheimer's Disease and the Potential Therapeutic Approaches", *Cellular and Molecular Neurobiology*, 43, 25 May 2023, 3115-3136: link.springer.com/article/10.1007/s10571-023-01365-1

31 Nah Eun-Hee, Cho Seon, Kim Suyoung, Chu Jieun & Cho Han-Ik, "ApoE4 genotype and cognitive performance in Korean health examinees with subjective

memory complaints: A retrospective cross-sectional study", *Open Access Text*: www.oatext.com/apoe4-genotype-and-cognitive-performance-in-korean-health-examinees-with-subjective-memory-complaints-a-retrospective-cross-sectional-study.php

32 Baek Minseok, Kim Han-Kyeol, Han Kyungdo, Kwon Hyuk-Sung, Na Hankyu, Lyoo Chulhyoung & Cho Hanna, "Annual Trends in the Incidence and Prevalence of Alzheimer's Disease in South Korea: A Nationwide Cohort Study", *frontiers in Neurology*, 19 May 2022: www.ncbi.nlm.nih.gov/pmc/articles/PMC9160364

33 Chun-yu Chen, Jia-Qi Zhang, Li Li, Miao-miao, Guo, Yi-fan He... & Fan Yi, "Advanced Glycation End Products in the Skin: Molecular Mechanisms, Methods of Measurement, and Inhibitory Pathways", *frontiers in Neurology*, 11 May 2022: www.ncbi.nlm.nih.gov/pmc/articles/PMC9131003

34 Sarah Louise Fishman, Halis Sonmez, Craig Basman, Varinder Singh & Leonid Poretsky, "The role of advanced glycation end-products in the development of coronary artery disease in patients with and without diabetes mellitus: a review", *Molecular Medicine*, 24(59), 2018: molmed.biomedcentral.com/articles/10.1186/s10020-018-0060-3

35 Sybille Franke, Jens Dawczynski, Jürgen Strobel, Toshimitsu Niwa, Peter Stahl & Günter Stein, "Increased levels of advanced glycation end products in human cataractous lenses", *Journal of Cataract & Refractive Surgery*, 29(5), May 2003, 998-1004: journals.lww.com/jcrs/abstract/2003/05000/increased_levels_of_advanced_glycation_end.39.aspx

36 Chandan Prasad, Kathleen E. Davis, Victorine Imrhan, Shanil Juma & Parakat Vijayagopal, "Advanced Glycation End Products and Risks for Chronic Diseases: Intervening Through Lifestyle Modification", *american college of Lifestyle Medicine*, 13(4), Jul-Aug 2019, 384-404: www.ncbi.nlm.nih.gov/pmc/articles/PMC6600625

37 V. Prakash Redd, Puspa Aryal & Emmanuel K. Darkwah, "Advanced Glycation End Products in Health and Disease", *Microorganisms*, 10(9), 2022, 1848: www.mdpi.com/2076-2607/10/9/1848

3장 우리 몸에서 일어나는 독소 배출의 여정

1 Tadeja Režen, Damjana Rozman, Tünde Kovács, Patrik Kovács, Adrienn Sipos, Péter Bai & Edit Mikó, "The role of bile acids in carcinogenesis", *Cellular and Molecular Life Sciences*, 79(243), 2022: https://link.springer.com/article/10.1007/s00018-022-04278-2

2 Niklas Grüner & Jochen Mattner, "Bile Acids and Microbiota: Multifaceted and Versatile Regulators of the Liver-Gut Axis", *International Journal of Molecular Sciences*, 22(3), 2021, 1397: www.mdpi.com/1422-0067/22/3/1397

3 Baoli Zhu, Xin Wang & Lanjuan Li, "Human gut microbiome: the second genome of human body", *Protein&Cell*, 1(8), Aug 2010, 718-725: pubmed.ncbi.nlm.nih.gov/21203913

4 Kaijian Hou, Zhuo-Xun Wu, Xuan-Yu Chen, Jing-Quan Wang, Dongya Zhang, Chuanxing Xiao... & Zhe-Sheng Chen, "Microbiota in health and diseases", *Signal Transduction and Targeted Therapy*, 7(135), 2022: www.nature.com/articles/s41392-022-00974-4

5 Song Gao, Rongjin Sun, Rashim Singh, Sik Yu So, Clement T. Y. Chan, Tor Savidge & Ming Hu, "The role of gut microbial beta-glucuronidases (gmGUS) in drug disposition and development", Drug Discovery Today, 27(10), October 2022, 103316: www.ncbi.nlm.nih.gov/pmc/articles/PMC9717552

6 Shiwan Hu, Qiyou Ding, Wei Zhang, Mengjiao Kang, Jing Ma, & Linhua Zhao, "Gut microbial beta-glucuronidase: a vital regulator in female estrogen metabolism", *Gut*

Microbes, 15(1), 2023: www.ncbi.nlm.nih.gov/pmc/articles/PMC10416750

7   Yue Sui, Jianming Wu & Jianping Chen, "The Role of Gut Microbial β-Glucuronidase in Estrogen Reactivation and Breast Cancer", *Frontiers in Cell and Developmental Biology*, 12 August 2021: www.ncbi.nlm.nih.gov/pmc/articles/PMC8388929

8   Hajime Nakamura & Kohichi Takada, "Reactive oxygen species in cancer: Current findings and future directions", *Cancer Science*, 112(10), Oct 2021: www.ncbi.nlm.nih.gov/pmc/articles/PMC8486193

4장 내 몸을 되살리는 5단계 독소 해방 솔루션

1   Christiane Bode & J. Christian Bode, "Alcohol's Role in Gastrointestinal Tract Disorders", *Alcohol Health and Research World*, 21(1), 1997, 76–83: www.ncbi.nlm.nih.gov/pmc/articles/PMC6826790

2   Tejaswi Nagireddi, Venkatashiva Reddy, Siva Santosh Kumar Pentapati, Sai Subhakar Desu, Rajeev Aravindakshan & Arti Gupta, "Spice Intake Among Chronic Gastritis Patients and Its Relationship With Blood Lipid Levels in South India", *Cureus*, 14(12), 29 Dec 2022: www.ncbi.nlm.nih.gov/pmc/articles/PMC9884311

3   Lim Seonhee, Kwon Jin-Won, Kim Nayoung, Kim Gwangha, Kang Jungmook, Park Minjung... & Jung Hyunchae, "Prevalence and risk factors of Helicobacter pylori infection in Korea: Nationwide multicenter study over 13 years", *BMC Gastroenterology*, 13(104), 2013: www.ncbi.nlm.nih.gov/pmc/articles/PMC3702482

4   Lingjun Yan, Ying Chen, Fa Chen, Tao Tao, Zhijian Hu, Junzhuo Wang... & Weimin Ye, "Effect of Helicobacter pylori Eradication on Gastric Cancer Prevention: Updated Report From a Randomized Controlled Trial With 26.5 Years

of Follow-up", *Gastroenterology*, 163(1), Jul 2022, 154-162: pubmed.ncbi.nlm.nih.gov/35364066

5 박찬혁, 〈헬리코박터 파일로리 제균 치료와 위암 예방〉, *The Korean Journal of Helicobacter and Upper Gastrointestinal Research*, 21(4), 2021, 267-274: www.helicojournal.org/m/journal/view.php?number=693

6 Murali Dharan & David Wozny, "Helicobacter pylori infection and small intestinal bacterial overgrowth—more than what meets the eye", *World Journal of Clinical Cases*, 10(21), 26 Jul 2022, 7209-7214: www.ncbi.nlm.nih.gov/pmc/articles/PMC9353905

7 Yan Xiong, Lulu Liu, Xuchun Zhou, Youfei Wen & Ruonan Wang, "Anti-Helicobacter pylori treatment can effectively improve the clinical remission rates of irritable bowel syndrome: a controlled clinical trial meta-analysis", *Elsevier*, 75, Jan 2020: www.elsevier.es/en-revista-clinics-22-articulo-anti-helicobacter-pylori-treatment-can-effectively-S1807593222003568

8 Pentti Sipponen & Matti Härkönen, "Hypochlorhydric stomach: a risk condition for calcium malabsorption and osteoporosis?", *Scandinavian Journal of Gastroenterology*, 45(2), 2010, 133-138: pubmed.ncbi.nlm.nih.gov/19958055

9 Andrew C. Dukowicz, Brian E. Lacy & Gary M. Levine, "Small Intestinal Bacterial Overgrowth", *Gastroenterology & Hepatology*, 3(2), Feb 2007, 112-122: www.ncbi.nlm.nih.gov/pmc/articles/PMC3099351

10 Tingting Su, Sanchuan Lai, Allen Lee, Xingkang He & Shujie Chen, "Meta-analysis: proton pump inhibitors moderately increase the risk of small intestinal bacterial overgrowth", *Journal of Gastroenterology*, 53(1), Jan 2018, 27-36: pubmed.ncbi.nlm.nih.gov/28770351

11 치아염소수증에 대한 자세한 설명: my.clevelandclinic.org/health/diseases/23392-hypochlorhydria#symptoms-and-causes

12 Carolyn Newberry & Kristle Lynch, "The role of diet in the development and management of gastroesophageal reflux disease: why we feel the burn", *Journal of Thoracic Disease*, 11(12), 19 August 2019, S1594-S1601: pubmed.ncbi.nlm.nih.gov/31489226

13 El-Sayed Abdallah, El -Sayed, Maha Mosaad & Aida Wasfy, "Age Related Changes in Gastric Function and Histopathol-ogy of the Gastric Mucosa", *Arab Journal of Gastroenterology*, 6(2), 2005, 119-123: www.researchgate.net/publication/228481288_Age_Related_Changes_in_Gastric_Function_and_Histopathol-ogy_of_the_Gastric_Mucosa

14 Koji Takeuchi, "Pathogenesis of NSAID-induced gastric damage: Importance of cyclooxygenase inhibition and gastric hypermotility", *World Journal of Gastroenterology*, 18(18), 14 May 2012, 2147-2160: www.ncbi.nlm.nih.gov/pmc/articles/PMC3351764

15 Byeon Siyul, Oh Jisun, Lim Jisun, Lee Jeongsoon & Kim Jong-Sang, "Protective Effects of Dioscorea batatas Flesh and Peel Extracts against Ethanol-Induced Gastric Ulcer in Mice", *Nutrients*, 10(11), Nov 2018, 1680: www.ncbi.nlm.nih.gov/pmc/articles/PMC6266015

16 V. Motilva, S. Sánchez-Fidalgo, M.D. Barranco, J.M. Herrerías & C. Alarcón de la Lastra, "Mechanisms of increased gastric protection after NSAID-administration in rats consuming virgin olive oil diets", e-SPEN, *the European e-Journal of Clinical Nutrition and Metabolism*, 3(1), February 2008, e9-e16: www.sciencedirect.com/science/article/abs/pii/S1751499107000443

17 Ayşegül Şimal Ulaş, Arzu Çakır & Oytun Erbas, "Gluten and Casein: Their Roles

in Psychiatric Disorders", *Journal of Experimental and Basic Medical Sciences*, 3(1), June 2022, 13-21: www.researchgate.net/publication/361294253_Gluten_and_Casein_Their_Roles_in_Psychiatric_Disorders

18 Federica Di Vincenzo, Angelo Del Gaudio, Valentina Petito, Loris Riccardo Lopetuso & Franco Scaldaferri, "Gut microbiota, intestinal permeability, and systemic inflammation: a narrative review", *Internal and Emergency Medicine*, 19, 28 July 2023, 275 –293: link.springer.com/article/10.1007/s11739-023-03374-w

19 Matthew Snelson, Sih Min Tan, Rachel E. Clarke, Cassandra de Pasquale, Vicki Thallas-Bonke, Tuong-Vi Nguyen… & Melinda T. Coughlan, "Processed foods drive intestinal barrier permeability and microvascular diseases", *Science Advances*, 7(14), Apr 2021, eabe4841: www.ncbi.nlm.nih.gov/pmc/articles/PMC8011970

20 Yoshinaga Kawano, Madeline Edwards, Yiming Huang, Daniel Mucida, Kenya Honda & Ivaylo I. Ivanov, "Microbiota imbalance induced by dietary sugar disrupts immune-mediated protection from metabolic syndrome", *Cell*, 185(19), 15 Sep 2022, 3501-3519, e20: www.cell.com/cell/fulltext/S0092-8674(22)00992-8

21 C. Rose, A. Parker, B. Jefferson & E. Cartmell, "The Characterization of Feces and Urine: A Review of the Literature to Inform Advanced Treatment Technology, Critical Reviews in Environmental Science and Technology", *Critical Reviews in Environmental Science and Technology*, 45(17), Sep 2 2015, 1827 –1879: www.ncbi.nlm.nih.gov/pmc/articles/PMC4500995

22 M. J. Arnaud, "Mild dehydration: a risk factor of constipation?", *European Journal of Clinical Nutrition*, 57, 2003, S88 –S95: pubmed.ncbi.nlm.nih.gov/14681719

23 Wenxi Jiang, Jiali Wu, Shefeng Zhu, Linying Xin, Chaohui Yu & Zhe Shen, "The Role of Short Chain Fatty Acids in Irritable Bowel Syndrome", *Journal of Neurogastroenterology Motility*, 28(4), 30 Oct 2022, 540 –548: www.ncbi.nlm.nih.

gov/pmc/articles/PMC9577580

24 Jiayue Guo, Linda L. Knol, Xin Yang & Lingyan Kong, "Dietary fiber intake is inversely related to serum heavy metal concentrations among US adults consuming recommended amounts of seafood: NHANES 2013 –2014", *Food Frontiers*, 3(1), March 2022, 142–149: onlinelibrary.wiley.com/doi/10.1002/fft2.114

25 Charisse Petersen, "Defining dysbiosis and its influence on host immunity and disease", *Cellular Microbiology*, 16(7), May 2014: www.researchgate.net/ publication/262056799_Defining_dysbiosis_and_its_influence_on_host_immunity_ and_disease

26 Reetta Satokari, "High Intake of Sugar and the Balance between Pro- and Anti-Inflammatory Gut Bacteria", *Nutrients*, 12(5), May 2020, 1348: www.ncbi.nlm.nih. gov/pmc/articles/PMC7284805

27 Hannah C. Wastyk, Gabriela K. Fragiadakis, Dalia Perelman, Dylan Dahan, Bryan D. Merrill, Feiqiao B. Yu... & Justin L. Sonnenburg, "Gut-microbiota-targeted diets modulate human immune status", *Cell*, 184(16), 05 Aug 2021, 4137–4153, e14: pubmed.ncbi.nlm.nih.gov/34256014

28 Shiwan Hu, Qiyou Ding, Wei Zhang, Mengjiao Kang, Jing Ma & Linhua Zhao, "Gut microbial beta-glucuronidase: a vital regulator in female estrogen metabolism", *Gut Microbes*, 15(1), 2023: www.ncbi.nlm.nih.gov/pmc/articles/PMC10416750

29 Chinmayee Panda, Slavko Komarnytsky, Michelle Norton Fleming, Carissa Marsh, Keri Barron, Sara Le Brun-Blashka & Brandon Metzger, "Guided Metabolic Detoxification Program Supports Phase II Detoxification Enzymes and Antioxidant Balance in Healthy Participants", *Nutrients*, 15(9), 2023, 2209: www.mdpi. com/2072-6643/15/9/2209

30 Johanna W. Lampe & Sabrina Peterson, "Brassica, biotransformation and cancer

risk: genetic polymorphisms alter the preventive effects of cruciferous vegetables", *The Journal of Nutrition*, 132(10), October 2002, 2991-2994: pubmed.ncbi.nlm.nih. gov/12368383

31 Deanna M. Minich & Benjamin I. Brown, "A Review of Dietary (Phyto)Nutrients for Glutathione Support", *Nutrients*, 11(9), 2019, 2073: www.ncbi.nlm.nih.gov/ pmc/articles/PMC6770193

32 Raghu Sinha, Indu Sinha, Ana Calcagnotto, Neil Trushin, Jeremy S. Haley, Todd D. Schell & John P. Richie, "Oral supplementation with liposomal glutathione elevates body stores of glutathione and markers of immune function", *European Journal of Clinical Nutrition*, 72, 2018, 105 – 111: www.ncbi.nlm.nih.gov/pmc/articles/ PMC6389332

33 Amir Hadi, Makan Pourmasoumi, Ameneh Najafgholizadeh, Cain C. T. Clark & Ahmad Esmaillzadeh, "The effect of apple cider vinegar on lipid profiles and glycemic parameters: a systematic review and meta-analysis of randomized clinical trials", *BMC Complementary Medicine and Therapies*, 21, 2021: www.ncbi.nlm.nih. gov/pmc/articles/PMC8243436

34 Takashi Fushimi, Kazuhito Suruga, Yoshifumi Oshima, Momoko Fukiharu, Yoshinori Tsukamoto & Toshinao Goda, "Dietary acetic acid reduces serum cholesterol and triacylglycerols in rats fed a cholesterol-rich diet", *British Journal of Nutrition*, 95, 2006, 916 – 924: www.cambridge.org/core/services/aop-cambridge-core/content/vie w/664258C668149C74D01A0F9E76094958/S000711450600119Xa.pdf/div-class- title-dietary-acetic-acid-reduces-serum-cholesterol-and-triacylglycerols-in-rats- fed-a-cholesterol-rich-diet-div.pdf

35 Katie Glenn, "Higher Olive Oil Intake Associated with Lower Risk of CVD Mortality: Replacing margarine, butter, mayonnaise and dairy fat with olive oil was associated with lower mortality risk", American College of Cardiology, 10 Jan 2022: www.acc.org/

About-ACC/Press-Releases/2022/01/10/18/46/Higher-Olive-Oil-Intake-Associated-with-Lower-Risk-of-CVD-Mortality

36 Ryszard Krzeminski, Shela Gorinstein, Hanna Leontowicz, Maria Leontowicz, Mikolaj Gralak, Jan Czerwinsk... & Simon Trakhtenberg, "Effect of different olive oils on bile excretion in rats fed cholesterol-containing and cholesterol-free diets", *Journal of Agricultural and Food Chemistry*, 51(19), 10 Sep 2003, 5774-5779: pubmed.ncbi.nlm.nih.gov/12952432

37 A. T. Proudfoot, E. P. Krenzelok & J. A. Vale, "Position Paper on urine alkalinization", *Journal of Toxicology: Clinical Toxicology*, 42(1), 2004, 1-26: pubmed.ncbi.nlm.nih.gov/15083932

38 Deanna Minich & Jeffrey Bland, "Acid-alkaline balance: role in chronic disease and detoxification", *Alternative Therapies in Health and Medicine*, 13(4), July 2007, 62-65: www.researchgate.net/publication/6181096_Acid-alkaline_balance_role_in_chronic_disease_and_detoxification

39 Ailsa A. Welch, Angela Mulligan, Sheila A Bingham & Kay-Tee Khaw, "Urine pH is an indicator of dietary acid-base load, fruit and vegetables and meat intakes: results from the European Prospective Investigation into Cancer and Nutrition (EPIC)-Norfolk population study", *British Journal of Nutrition*, 99(6), Jun 2008, 1335-1343: pubmed.ncbi.nlm.nih.gov/18042305

40 Bjelakovic G., Nikolova D., Gluud L. L., Simonetti R. G. & Gluud C., "Antioxidant supplements for prevention of mortality in healthy participants and patients with various diseases", 14 March 2012: www.cochrane.org/CD007176/LIVER_antioxidant-supplements-for-prevention-of-mortality-in-healthy-participants-and-patients-with-various-diseases

41 Wen Yan Huang, Hong Jiyoun, Ahn Sung-Il, Han Bokkyung & Kim Youngjun, "Association of Vitamin C Treatment with Clinical Outcomes for COVID-19

310

Patients: A Systematic Review and Meta-Analysis", *Healthcare*, 10(12), 2022, 2456: /pubmed.ncbi.nlm.nih.gov/36553979

42 Gøran Paulsen, Kristoffer T. Cumming, Geir Holden, Jostein Hallén, Bent Ronny Rønnestad, Ole Sveen... & Truls Raastad, "Vitamin C and E supplementation hampers cellular adaptation to endurance training in humans: a double-blind, randomised, controlled trial", *The Journal of Physiology*, 592(8), 15 Apr 2014, 1887–1901: www.ncbi.nlm.nih.gov/pmc/articles/PMC4001759

43 Roya Shabkhizan, Sanya Haiaty, Marziyeh Sadat Moslehian, Ahad Bazmani, Fatemeh Sadeghsoltani, Hesam Saghaei Bagheri, Reza Rahbarghazi & Ebrahim Sakhinia, "The Beneficial and Adverse Effects of Autophagic Response to Caloric Restriction and Fasting", *Advances in Nutrition*, 14(5), September 2023, 1211–1225: pubmed.ncbi.nlm.nih.gov/37527766

44 Alex E. Mohr, Carissa McEvoy, Dorothy D. Sears, Paul J. Arciero & Karen L. Sweazea, "Impact of intermittent fasting regimens on circulating markers of oxidative stress in overweight and obese humans: A systematic review of randomized controlled trials", *Advances in Redox Research*, 3, December 2021: www.sciencedirect.com/science/article/pii/S2667137921000266

45 FAO/WHO, Joint FAO/WHO Expert Consultation on Risks and Benefits of Fish Consumption, WHO, 2023, 4-5: cdn.who.int/media/docs/default-source/food-safety/jecfa/summary-and-conclusions/jecfa-summary-risks-and-benefits-of-fish-consumption.pdf?sfvrsn=af40f32c_5&download=true

46 Manoj Menon, Wanrong Dong, Xumin Chen, Joseph Hufton, Edward J. Rhodes, "Improved rice cooking approach to maximise arsenic removal while preserving nutrient elements", *Science of The Total Environment*, 755(2), 10 February 2021, 143341: www.sciencedirect.com/science/article/pii/S0048969720368728

47 D. J. Ecobichon & D. S. Stephens, "Perinatal development of human blood esterases", *Clinical Pharmacology & Therapeutics*, 14(1), Jan-Feb 1973, 41-47: pubmed.ncbi.nlm.nih.gov/4734200

48 미국농무부경제조사국(Economic Research Service U.S. DEPARTMENT OF AGRICULTURE) 차트, Genetically engineered soybean, cotton, and corn seeds have become widely adopted: www.ers.usda.gov/data-products/chart-gallery/gallery/chart-detail/?chartId=99424

49 미국농무부경제조사국(Economic Research Service U.S. DEPARTMENT OF AGRICULTURE) 차트, Glyphosate use is more widespread in soybean than in corn production: www.ers.usda.gov/data-products/chart-gallery/gallery/chart-detail/?chartId=78187

50 Jaime Uribarri, Sandra Woodruff, Susan Goodman, Weijing Cai, Xue Chen, Renata Pyzik... & Helen Vlassara, "Advanced glycation end products in foods and a practical guide to their reduction in the diet", *Journal of the Academy of Nutrition and Dietetics*, 110(6), Jun 2010, 911-916, e12: pubmed.ncbi.nlm.nih.gov/20497781

5장 일상에서 시작하는 해독 혁명

1 Zinian Wang, Marilyn Kwan, Rachel Pratt, Janise Roh, Lawrence Kushi, Kim Danforth... & Li Tang, "Effects of cooking methods on total isothiocyanate yield from cruciferous vegetables", *Food Science & Nutrition*, 8(10), 9 Sep 2020, 5673-5682: pubmed.ncbi.nlm.nih.gov/33133569

2 Xiao Men, Choi Sun-Il, Xionggao Han, Kwon Hee-Yeon, Jang Gill-Woong, Choi Ye-Eun... & Lee Ok-Hwan, "Physicochemical, nutritional and functional properties of Cucurbita moschata", *Food Science and Biotechnology*, 30(2), Feb 2021, 171–183: www.ncbi.nlm.nih.gov/pmc/articles/PMC7914307

3   Md Yousuf Ali, Abu Ali Ibn Sina, Shahad Saif Khandker, Lutfun Neesa, E. M. Tanvir... & Siew Hua Gan, "Nutritional Composition and Bioactive Compounds in Tomatoes and Their Impact on Human Health and Disease: A Review", *Foods*, 10(1), Jan 2021, 45: www.ncbi.nlm.nih.gov/pmc/articles/ PMC7823427/#:~:text=Dietary%20tomatoes%20increase%20the%20 body's,and%20phytochemical%20compositions%20of%20tomatoes.

4   Dejan Dobrijević, Kristian Pastor, Nataša Nastić, Fatih Özogul, Jelena Krulj, Bojana Kokić... & Jovana Kojić, "Betaine as a Functional Ingredient: Metabolism, Health-Promoting Attributes, Food Sources, Applications and Analysis Methods", *Molecules*, 28(12), Jun 2023, 4824: www.ncbi.nlm.nih.gov/pmc/ articles/PMC10302777/#:~:text=The%20most%20common%20dietary%20 sources,considered%20rich%20sources%20of%20betaine.

5   Annie G. Cox, Seshini Gurusinghe, Rahana Abd Rahman, Bryan Leaw, Siow T. Chan, Joanne C. Mockler... & Euan M. Wallace, "Sulforaphane improves endothelial function and reduces placental oxidative stress in vitro", *Pregnancy Hypertension*, 16, April 2019, 1-10: www.sciencedirect.com/science/article/abs/pii/ S2210778918306664

6   A. G. Langston-Cox, D. Anderson, D. J. Creek, K. R. Palmer, S. A. Marshall & E. M. Wallace, "Sulforaphane Bioavailability and Effects on Blood Pressure in Women with Pregnancy Hypertension", *Reproductive Sciences*, 28, 2021, 1489-1497: pubmed.ncbi. nlm.nih.gov/33409874

7   Lisa T. Crummett, Riley J. Grosso, "Postprandial Glycemic Response to Whole Fruit versus Blended Fruit in Healthy, Young Adults", *Nutrients*, 14(21), Nov 2022, 4565: www.ncbi.nlm.nih.gov/pmc/articles/PMC9657402

8   Shohei Satomi, Shingo Takahashi, Kazutaka Yoshida, Sunao Shimizu, Takuro Inoue, Tsuyoshi Takara & Hiroyuki Suganuma, "Effects of broccoli sprout supplements

enriched in glucoraphanin on liver functions in healthy middle-aged adults with high-normal serum hepatic biomarkers: A randomized controlled trial", *Front in Nutrition*, 9, 22 December 2022: www.ncbi.nlm.nih.gov/pmc/articles/PMC9813215

9 Agnieszka Galanty, Marta Grudzińska, Wojciech Paździora, Piotr Służały & Paweł Paśko, "Do Brassica Vegetables Affect Thyroid Function?—A Comprehensive Systematic Review", *International Journal of Molecular Sciences*, 25(7), 3 Apr 2024, 3988: www.mdpi.com/1422-0067/25/7/3988

10 M. Bouga, F. Cousins, M. E. Lean & E. Combet, "Influence of goitrogenic foods intake on thyroid functions in healthy females of childbearing age with low habitual iodine intake", *Proceedings of the Nutrition Society*, 15 Apr 2015: www.cambridge. org/core/journals/proceedings-of-the-nutrition-society/article/influence-of-goitrogenic-foods-intake-on-thyroid-functions-in-healthy-females-of-childbearing-age-with-low-habitual-iodine-intake/A07984E6113A78D353A12FB F8DD49DB7

11 Thérèse Truong, Dominique Baron-Dubourdieu, Yannick Rougier, & Pascal Guénel, "Role of dietary iodine and cruciferous vegetables in thyroid cancer: a countrywide case-control study in New Caledonia", *Cancer Causes & Control*, 21, 02 Apr 2010, 1183–1192: www.ncbi.nlm.nih.gov/pmc/articles/PMC3496161/

12 국민영양통계 영양소 섭취량: www.khidi.or.kr/kps/dhraStat/result5?menuId=MEN U01656&gubun=age1&year=2021

13 Ana Queiroz, Albertino Damasceno, Neusa Jessen, Célia Novela, Pedro Moreira, Nuno Lunet & Patrícia Padrão, "Urinary Sodium and Potassium Excretion and Dietary Sources of Sodium in Maputo, Mozambique", *Nutrients*, 9(8), Aug 2017, 830: www.ncbi.nlm.nih.gov/pmc/articles/PMC5579623

해독 혁명

초판 1쇄 발행 2024년 6월 30일
초판 10쇄 발행 2024년 12월 9일

지은이 최지영

발행인 이봉주 **단행본사업본부장** 신동해
편집장 김경림 **교정교열** 신민희
마케팅 최혜진 이은미 **홍보** 허지호
디자인 최희종 **일러스트** 유혜리 **제작** 정석훈

브랜드 웅진지식하우스
주소 경기도 파주시 회동길 20
문의전화 031-956-7429(편집) 02-3670-1123(마케팅)
홈페이지 www.wjbooks.co.kr
인스타그램 www.instagram.com/woongjin_readers
페이스북 www.facebook.com/woongjinreaders
블로그 blog.naver.com/wj_booking

발행처 ㈜웅진씽크빅
출판신고 1980년 3월 29일 제406-2007-000046호

ⓒ 최지영, 2024
ISBN 978-89-01-28514-6 (03510)